STRESS
MANAGEMENT

心と体を
すり減らさないための

ストレス・マネジメント

加藤諦三

大和書房

はじめに

激しいストレスで生きるのがつらい人がいる。

そういう人は、今までなんの意味もないと思っていたことが、実は最も大切なことなのである。それに気がつき、それを実行できるかできないかが、ストレスに耐える力を持てるか、持てないかである。


当たり前のことであるが、同じ状況で、皆が同じようにストレスを感じるわけではない。同じ状況で、ひどいストレスに晒《さら》されていると感じる人もいれば、ほとんどストレスを感じない人までいる。

そこでこの本ではストレスに弱い人とは、どういう人かを考え、どうすればストレスに強い人になれるかを考えた。

社会的、肉体的に大人でも心理的には幼児である人が、自分が依存している対象から、自分の能力以上のことを期待されたとする。

まさにこれが最もストレスを感じる状態である。

同じ状況でも自立している人は、ストレスを感じない。

親しい人がいる人はストレスを感じない。仲間がいる人はストレスを感じない。

同じ高校を卒業して、同じ大学の入学試験を受けていても試験のストレスは人によってまったく違う。

同じ年齢で、同じような環境で失恋しても、ストレスは人によってまったく違う。

同じ所得で、同じような地域に住んでいても、子育てのストレスは人によってまったく違う。

同じ履歴で同じ貯金があって失業しても、ストレスは人によってまったく違う。

経済的、社会的に恵まれていても、心理的に孤立している人のストレスはすごい。

自分が生きていくために、隠さなければならないことがたくさんある人と、隠さなければならないことが少ない人では、同じ状況でもストレスはまったく違う。

自分はお金がないのに、お金がある「ふり」をしている人と、「お金はないよ」と平気で言える友達がいる人では、同じ状況でもストレスはまったく違う。

英語の実力がないのに、実力がある「ふり」をしている英語の先生と、「英語はあまりできないよ」と言っている先生では、日々のストレスはまったく違う。

自分の経歴を偽っている人と、偽っていない人では、同じ恋愛をしていてもストレスはまったく違う。同じ職場でもストレスはまったく違う。

仮面をかぶって生きている人と、かぶっていない人では生きていることのストレスはまったく違う。会社でも学校でも家庭でも広場でも、日々のストレスは人によってまったく違う。

心がふれあう仲間がいて、仮面をかぶらないで生きている人と、心がふれあう人がいなくて、知り合いだけが無数にいる人では、社会的に同じ人生でも、実はまったく違う人生である。

そして自分が依存している対象から、自分の能力以上のことを期待された人と、仮面をかぶって生きている人は同じ人であることが多い。

つまり、同じところで、同じ時代に、同じ社会的・肉体的状態で、まったく同じ事柄に出合っていても、感じているストレスは人によってまったく違う。

とにかく外側はまったく同じ人に見えるのに、すごいストレスを感じて、緊張して、消耗して、イライラしている人もいれば、穏やかな気持ちで微笑んでいる人もいる。

まったく同じような状況で、憂鬱《ゆううつ》な顔をして人を恨み殺したいような顔をしている人もいれば、楽しそうにしている人もいる。

ストレスに耐える力の強い人は、自分の過去を隠さない。

恋愛をして恋人に「私の父親はアルコール依存症」と言える人と、言えない人といる。

どちらがストレスを感じるか。

隠す人は、会話の間中いつもそこに話題がいかないか心配している。そしてそこに話題がいくと不安になり緊張をして恋人といることがストレスになる。

隠すと、「本来の自分」は愛されるに値しないダメな人間という感じ方を強化してしまう。

逆に隠さないと、自信ができる。

小さい頃から、自分は価値のない人間であるという考え方、認識を強化してきた人がいる。

小さい頃から、自分は価値のある人間であるという考え方、認識を強化してきた人もいる。

どうしてそうなるのかをこの本では考えた。

心と体をすり減らさないための　ストレス・マネジメント［目次］

第一章　ストレスをどうとらえるか

第二章 ストレスに対処する

第五章　苦しみで成長していく

序章

ストレスに耐える力とは

耐える力の正体

ストレスに抵抗する因子というものがある。ストレスと病気との関係は直線的なものではない。つまり酷《ひど》いストレスがあるからすぐに病気になるというものではない。

ストレスと病気との関係について書かれた論文によると、健康的生活、社会的接触(Social《ソーシャル》 Contact《コンタクト》)、パーソナリティーの特徴、ストレス対策等、ストレスに抵抗する因子はいろいろとある。[註1]

健康的生活も大切である。タバコを吸って、運動をしないで、お酒ばかり飲んでいればストレスに耐える力はなくなる。[註2]

社会的接触もストレスを減じる効果がある。社会的接触とは結婚、親戚や友達との接触などである。[註3]

つまり心がふれあう友達がいるとか、親しい親戚がいるとかいう人のほうがストレスに耐える力があるということである。

教会のメンバーに属することなどがストレスを減じる効果を持っていると、先の論文には書いている。

この論文はアメリカの論文だから教会ということが触れられているが、確かにギャラップ世論調査で調べてみると、教会によく行っている人のほうがメンタルヘルスは良い。これらの因子がストレスのバッファー（緩和装置）になっている。つまりこれらのことがストレスを吸収してくれる。

社会からの支持が「うつ」を減じているし、職業のストレスを緩和している[註4]という。

要するに親しい人間関係がある人のほうがストレスに耐える力を持っているということである。社会的接触がない人はストレスに耐える力がない。

ストレスのある環境に上手く対処するには、社会からの孤立を避けるほうが望ましいということである。

ところが、ストレスで自滅する人は、優越することで、ストレスのある環境に上手く対処しようとする。

その結果、逆に孤立して自滅する。孤立といってももちろん心理的に孤立するということである。

人それぞれ耐える力が違う

ストレスを感じている人は、「ある事実がストレスである」と思っている。

しかしどういう事実かという問題と、ストレスを感じるということは別の問題である。

どういう事実かという問題とストレスに苦しむ心理とは別のことである。

同じ体験からストレスを感じる人と、ストレスを感じない人がいる。

同じ所得の人が、同じ額のお金を落とす。誰でも落ち込む。

しかし長く落ち込む人と、案外すぐに立ち直る人とがいる。またひどく落ち込む人とそれほど落ち込まない人とがいる。

つまり誰でも落ち込むが、嘆き方は違う。

そして困難な状況を乗り切っても、その後で得るものは人によって違う。

困難な状況を乗り切って自信がつく人と、相変わらず不安な人とがいる。

困難な状況を自分の力以外で何度乗り切っても自信はつかない。

自信は、困難な状況に自分がかかわって解決したときに生まれる。

これは後に述べるが、能動的な人は、ストレスを乗り切って自信を持つ。

受動的な人はストレスに弱い。受動的な人は、何度困難を乗り切っても自信が持てない。

というよりも、乗り切る前にストレスで自滅していく。


ストレスに強いということの概念についてはいろいろな説明がされている。

ニューヨーク市立大学の心理学者スーザンヌ・コバサは心理的にストレスにどう対処するかを数値で評価し、これを「Hardiness《ハーディネス》」と呼んでいる。

ストレスに満ちた状況を乗り切れる人とそうでない人がいる。その個人の耐える力の違いがハーディネスの違いである。

ハーディネスとは「Commitment《コミットメント》：参加」「Control《コントロール》：管理」「Challenge《チャレンジ》：挑戦」という3つのCのことである。

スーザンヌ・C・ウエレットはストレスとは何かということを考えた。そして「不屈の精神があれば、ストレスがあっても耐えられる」という。

不屈の精神とは3つのC、つまり積極的な参加、管理、挑戦という考えが合わさったものである。

ナチスの強制収容所という極度に強い心身のストレス下でも耐え抜いた人々は、絶望的な状況の中で自分の持つ最良の資質を発揮したのではないか。

こう考えたウエレットは、そうした人はストレスがあっても積極的に取り組む気持ち（コミットメント）、その状況を調整し生活を管理する（コントロール）、問題を乗り越えるべき努力を目標とする（チャレンジ）という精神を持っているという。

▼3つのCでストレスに強くなる

よくマンションなどの騒音のトラブルで、受忍限度論という言葉を聞くが、これは人によって違うので、客観的な受忍限度などはない。

マンションで上の階に住んでいる人と上手くいっていない人と、上手くいっている人では、同じ音でのストレスは違う。

同じ子育て環境で、たくさんの子どもを元気で育てる母親もいれば、一人の子どもを育てるのでノイローゼになる母親もいる。

ハーディネスの高い性格が「Hardy《ハーディー》 Personality《パーソナリティー》」である。

自分で状況をコントロールしようとするのがハーディー・パーソナリティーである。先に書いた3つのCのうちのコントロールである。

3つのCはハーディー・パーソナリティーをはじめ、いろいろなところに出てくる。

ということは、ストレスに強い人になるためにはこの3つのCが必要だということは、ほとんどのストレス研究者が認めるところであるということである。

そしてこの3つのCに共通することは何か?

それは能動性である。受動性ではない。

要するに、ストレスに強い人は、能動的な人であり、ストレスに弱い人は、受動的な人である。

もし自分がストレスに強い人になりたいと本気で望むなら、このことだけは肝に銘じておかなければならない。

イリノイ州の会社重役700人を7年間追跡調査した結果、こうした性格を持っている人はストレスがあっても病気になることが少ないことが分かった。[註5]

後に述べるので、ここではハーディー・パーソナリティーという概念があるということだけを書いておきたい。

ハーディー・パーソナリティーと同じように、ストレスを緩和するACE性格といわれているものもあるが、これも後に説明する。

「対処できる」と思えば楽になる

さらにストレスの緩和装置となる概念としてＳＯＣ（Sense of Coherence《センス　オブ　コヒーレンス》）という概念がある。これがこの本の主なテーマである。

ＳＯＣとはつまり「心の絆感覚」とでも言ったらよいようなものである。それはストレスを減じる効果を持っている。

そのＳＯＣという概念について説明してある本［註6］がある。

それによると自我の強さ、文化的安定、社会的支持［註7］がストレスの緩和装置になっている。つまり自我の強さなどはストレスを減じる効果を持っている。自我の強さはストレスを吸収してくれる。

これらのものがある人にはストレスに耐える力がある。

そしてこれらのものが肉体的な健康に寄与するという。

ではなぜこれらのことは「人々の健康を促進するのか？」と著者は問いかけている。
さらに「これらに共通するものは何か？」と問いかける。[註8]
その答がSOCと言われるものである。
人生は失敗や不満に満ちている。しかし強い、高いSOCを持っている人は、自信を持ってストレスに耐えて生きている。SOCの弱い人は上手く困難に対処できない。[註9]
この本ではそのSOCを中心にストレスに耐えて生きる方法を考えた。

▼対処能力を幼い頃に奪われていないか

体験は単なる体験で、それ自身が万人に同じストレスを与えるわけではない。

ある男性は女性に近づくことができない。そしてカップルを見ると、傷つく。

そして家に帰って、涙を流し、「僕もほかの人と同じになりたい、普通の人が普通にできることをやってみたい」とどっぷりと感傷に浸る。

その後、その影響が拡大する。

「僕は自分の感傷癖が恥ずかしい」

「街でカップルを見る」という、何でもない日常の体験が、人によってまったく違った影響を与える。

体験が感情を生み出したのではなく、その人のパーソナリティーが感情を生み出したのである。

うつ病になるような人が今味わっている感情は、単に幼児期に体験した悲しみや屈辱感を再体験しているだけではないのか。

忘れたくても忘れられないつらい思い出のある人と、楽しい思い出のたくさんある人は、同じ人間ではない。

今あなたが怯《おび》えていることは本当にそんなに恐ろしいことか。

うつ病になるような人は、「高いSOCがストレスを軽減する」などと聞くと、「自分はダメだ」と思うに違いない。「自分はSOCが低い」と思ってしまうからである。

SOCを私なりに定義すると、自分が出合った困難の本質を理解し、それに自分の力で対処しようとし、その困難を乗り越えることに意味を感じる心の傾向である。

このSOCの高い人はResilience《レジリエンス》がある人でもある。レジリエンスとは回復力であり、復元力であり、立ち直り力である。ハーディー・パーソナリティーでもある。

確かにうつ病になるような人は、現在SOCは低いに違いない。レジリエンスのない人かもしれない。

SOCが低い、レジリエンスがないということは人生の困難にうまく対処できないということである。

しかし実は素質としてSOCが高くなれないのではない。素質としてレジリエンスが高くなれないのではない。

その能力を小さい頃に奪われたというだけのことなのである。

「お前はダメな人間だ」というメッセージを、小さい頃から受け続けて、事実SOCの低い人間になってしまった。ハーディー・パーソナリティーではなくなってしまった。

この本では「こう考えればストレスは軽くなる」というような意味でSOCを中心にして、ACE性格とかハーディー・パーソナリティーとかいろいろな概念を取り上げる。

「こうなったらどうしようもない」と思っているか、「こうなっても対処できる」と思っているかの違いは大きい。

こうなっても対処できると思っていれば、同じ状況でもストレスは少ない。

▼人によって「脅威」は違う

同じ試験を受けているのに、あの人はストレスがないので、落ち着いて実力を十分に発揮している。それなのに自分はストレスであがってしまう。

自分はあがって本来の実力を発揮できない。すると「なんて自分は駄目なんだろう、不運なんだろう」と思ってしまう。

しかしそれは違う。

そもそも同じ試験を受けていると思うことが間違っているのである。

事実は同じ試験を受けていても心理的に言えばまったく別の試験を受けている。

その試験から来るストレスが人によってまったく違うのだから同じ試験ではない。


入学試験のプレッシャーは人によってまったく違う。

ある人は、むしろ入学試験に落ちたとしても「よくこのプレッシャーのなかでここまで頑張った」と自分を高く評価しなければならない人も多いのである。

あるいは入社試験で落ちても「よくこのような面接試験を受けられた、すごい」と思うのが正しい表現ともいえる。

その試験が、どのくらい自我価値にとって脅威であるかが人によってまったく違うのだから。

同じ動物の前に立っていても、兎の前に立っているように感じる人と、ライオンの前に立っているように感じる人とがいる。

兎の前に立っている人と、ライオンの前に立っている人を同じに考えてはいけない。その理由はこれから説明する。

▼皆に好かれようとしてはいけない

SOCは家族との生活やコミュニティーでの生活の満足と大いに関係がある。[註10]

家族との生活やコミュニティーでの生活に満足している人はストレスに耐える力がある。SOCが高い人は、皆に好かれようとしないと私は思っている。全員に好かれようとすると一貫性がなくなる。

要するに「皆に好かれよう」とする人は、受動的な人なのである。ここが決定的な弱点である。

自分の心に砦《とりで》のない人は、皆に好かれようとするし、当たり前のことであるが、ストレスに弱い。ちょっとしたストレスで挫折するし、時には病気にもなる。

「心の砦」があるとは心に葛藤《かっとう》がないことである。能動的な態度である。自発的な態度である。

自分の生き方が、社会的評価ではなく自分の信念に基づいている。

SOCとは一口では言い難いが「心の絆感」とでも訳せばいいのだろうか。「この人と一緒に生きる」という感覚である。

高いSOCとは広範な自信であり、「こと」が起きたときの対処能力であり、対処できるという自信である。

そして最後に「このトラブルは戦うに値する」という感じ方である。

このことはレジリエンスとも深く関係している。レジリエンスのある人は、トラブルというような嫌な体験でも、そこに意味を見つけ出す能力を持っている。

その困難な状況を乗り切ることに意味を感じられるかどうかである。そのことに意味を感じている人のほうが、ストレスを感じない。

その困難な事態が会社の経営危機か、隣人とのもめ事か、恋人とのいさかいか、離婚騒動か、病気か何であるかは別にして、そこにエネルギーを投資し、それにかかわる価値があると感じる。

そういう意味があるものであるという認識があるほどSOCは高い。つまりストレスはない。ストレスに強い。

ストレスを感じる人、感じない人

人はストレスを感じたときに、同じような社会的症状を示すのではない。ストレスにさらされている人には、味方をみつけようとする人もあれば、内にひきこもる人もいる。また、人間関係の質が変わる場合もある。

社会的症状の違いどころか、同じ体験をしていてもストレスを感じる人もいれば、ストレスを感じない人もいる。

SOCという概念についてはすでに説明したように、自我の強さ、文化的安定、社会的支持[註11]であり、それはストレスの緩和装置になっている。

つまりこれらはストレスを減じる効果を持っている。ストレスを吸収してくれる。

これらのものがある人にはストレスに耐える力がある。

そしてこれらのものが健康に寄与するという。

今、大学の入学試験のために勉強中の若者を考えてみる。

単純に考えて、心がふれあう仲間がいる若者と、そうした仲間がいない若者では受験のストレスはまったく違うのは明らかであろう。

心がふれあう仲間は、明らかにストレスの緩和装置である。

ただ悪いことをする仲間は心が触れていない。だからそうした仲間がいてもストレスの緩和装置にはならない。

犯罪の共犯者はお互いに離れられないけど、お互いに信じていない。お互いに不信感がある。共犯者はストレスの緩和装置にはならない。

自分の弱点を隠す必要のない恋人がいる人と、張り合っている恋人しかいない人では、受験のストレスはまったく違うのは明らかであろう。

▼助けてくれる人がいれば、挑戦できる

そもそも恐怖への敏感性の程度は人によって違う。

「恐怖への敏感性の程度」とはどれくらい「怖がるか」ということである。
「信頼する仲間がいれば、いかなる種類の事態に対する恐怖も減少する」［註12］
大人になってからの信頼する仲間は、小さい頃の愛着人物と同じ効果を持つ。
「恐怖への敏感性の程度は、愛着人物の存在・不在に大いに左右されるといってよい」［註13］
困ったら助けてくれる人がいると思えば、人はストレスを感じても挑戦する。
対称的に、「ひとりぼっちになると、いかなる種類の事態に対する恐怖でも増大する」［註14］
と言う。

安心できるか不安になるかには、愛着人物の有効性が重要であるとイギリスの精神科医ボールビーは言う。
愛着人物の有効性とは、「その人に近づき得る」ことと「その人が応答してくれること」である。
「望むときに愛着人物を得られないという可能性ほど恐怖をもたらす事態はないと思われる」［註15］
「困難な場にたたされるとき、いついかなるときにも彼に援助の手をさしのべてくれる信

頼に足る人物が常に存在するという無意識に近い確信を彼に与える」[註16]
「恐れを誘発するような事態に直面すれば、信頼できる人物を上手につかまえ、助けを求める」[註17]

ここまで書いてきたように小さい頃は愛着人物の有効性が重要である。

それにもかかわらず、自分には愛着人物がいなかったと思う人がいるかもしれない。

もしそうだとすれば、「それでも今まで自分は無事に生きてきた。自分はものすごい生命力を持っている」ということに気が付かなければならない。

今が立派な人間なのである。もっとストレスに強くなりたいというのはおかしい。

不運に苦しんだ人が、不運に苦しまない人を見て、「私も同じになりたい」と思うのは、犬が猫になりたいと言っているに等しい。

自分の不運を受け入れれば、自分が不運で成長したことに気が付く。

スタートの「親子関係」は避けられない運命である。

自分の運命を受け入れてみれば、今の姿が偉大なことに気が付く。

人の運命は違う。自ら固有の運命を成就することである。

その決断でストレスに強くなる。

第一章

ストレスをどうとらえるか

第一条件は、悩みの本質を「理解する」こと

ＳＯＣは、「Comprehensibility《コンプリヘンシビリティ》」と「Manageability《マネージアビリティ》」と「Meaningfulness《ミーニングフルネス》」の３つを要素とする。

コンプリヘンシビリティとは直面する事態のとらえ方である。事態のとらえ方を間違えれば、努力は実らない。

とにかく努力すれば良いというものではない。不幸になるための努力というのがある。努力すれば努力するほど、生きるのがつらくなることもある。

先に「どういう事実かという問題とストレスに苦しむ心理とは別のことである」と書いた。

つまり事実として脅威でも何でもないことを、脅威と感じていることがある。

そこでストレスに晒《さら》されて苦しんでいるときに、まず「自分は、本当にストレスに苦しむような状態にいるのか？」を冷静に考えて、その状態を正しく理解する必要がある。

それがSOCの要素の一つである「Comprehensible《コンプリヘンシブル》：理解する」である。

同じ経験、同じ夢、同じ状況、そして同じ人生問題が、すべての人に違った影響を与える。[註18]

事実はどう人に影響するか？

それはその人の社会的感情の内容とライフスタイルが決定的に重要であるとオーストリアの心理学者アドラーは言う。[註19]

「私たちは事実に影響されるのではなく、事実の解釈に影響される」[註20]

人はある事実から影響を受けたときに、それはその事実が自分に影響したととらえる。そしてその事実はそのような影響力があると思う。

影響を受けた自分は正当だと思う。つまりその事実が与える影響力を唯一の影響力と思う。

しかしその事実にそのような影響力を持たせたのは、その人のパーソナリティーなのである。

あることをしようとしたときに、困難を感じる。そして人はそのことが困難なことだととらえる。しかしそのことをどのくらい困難と感じるかは人によって違う。

▼現実を認めれば、先に進める

まず自分が出会った困難の本質を理解することである。

悩みの本質を見抜けなければ、悩みに対処できない。

その悩みが何であるかを理解することが第一である。

些細《ささい》な悩みでも、疲れているとすごいことに感じてしまう。

そういうことを避けて冷静に悩みの本質を見抜けなければ元気に生きていけない。


ストレスに弱い人が、胃の病気になる。

そういう人は胃の不調とはどういうものであるか、それを理解していない。死に至る病なのか、ほぼ無視をしてよい病気なのか等々を理解していない。

SOCという概念で言えば、コンプリヘンシビリティができていない。

そしてそれに対して自分が対処できるという自信がない。

ましてや、これに対処することに生きる意味を感じていない。


ある女性の話である。

夫が怠け者だから離婚をしたという。

それはウソ。「夫が怠け者」は口実。

またある女性は、夫に借金があるから離婚をしたという。

これもウソ。「借金がある」も口実。

「私は夫を嫌いだから離婚した」と、それを認めれば、先に進める。

現実を認める。現実を受け入れる。そこでSOCとかレジリエンスが生じる。

現実を受け入れるからストレスや逆境に耐える力が生まれてくる。

夫が怠け者だから離婚したと言い張っているかぎり、SOCとかレジリエンスは生まれてこない。

自分は夫を嫌いだから離婚したということを認め、その過去を受け入れる。そこで自分を責めない。そこを新しい人生のスタートにする。

私の考える高いＳＯＣとかレジリエンスとかハーディネスの条件は、自分の過去を受け入れるということである。

正確な言葉を使えば、価値剝奪を怖れた自我防衛を止めるということである。現実を認めないで不安回避をしていれば、人格の統合性を失う。コミュニケーション能力を失う。

逆に言えばＳＯＣが高い人とか、ハーディー・パーソナリティーとか、レジリエンスの能力とは、コミュニケーション能力であり、厳しい現実のなかでも自己の統合性を失わないということである。

過去を受け入れるということは、過去の自分を受け入れるということである。過去の自分を非難することではない。

過去を受け入れることで前向きな心の姿勢が生じる。つまりＳＯＣとかハーディネスとかレジリエンスが生じる。

その人を打ちのめすような家庭環境で育ったにもかかわらず打ちのめされなかったというのがハーディネスでありレジリエンスである。

自分で自分を励ませる人である。

レジリエンスについての著書の中でアメリカの心理学者ヒギンズは「Self-propelled《セルフプロペルド》」という表現を使っている。[註21] 自分で自分を励ますことである。

大切なのは、いかにして自家発電をさせるかということである。

偏見を持たず、状況を正しく理解する

私のレジリエンスの定義は、厳しい現実のなかでも自分を見失わない心の姿勢である。要するにレジリエンスのある人というのは「心の砦」がある。「心の砦」があるから自分を取りまく厳しい現実と戦える。「心の砦」があるから厳しい現実に屈服しない。

「心の砦」を象徴するのは、レジリエンスのある人が持つ秘密の場所である。地下室の隅でもいいし、木の下でもいいが、自分が落ち着ける場所を持つことである。

レジリエンスの研究書を読んでいると「Negotiate《ネゴシエイト》」という言葉が出てくる。あくまでも現実と「交渉する」のである。

交渉するということは屈服することではない。こちらにはこちらで守らなければならないことがあり、相手には相手の立場がある。

現実は現実である。現実を否定すれば、幻想の世界に行くしかない。それはカルト集団の世界である。

現実のなかで生きるとは、現実を否定することではなく、現実と交渉することである。

人とつながるといっても、どのような形のつながりでも、ストレスにはよいというものではない。

対人恐怖症の患者などは理屈を抜きにした感情的な連帯感を求め、その中でのみ安心しようとするという[註22]。

日本人の村意識は対人恐怖症の一つの現れかもしれない。

「俺もタイガースファンだ」、「俺とお前は同期のサクラだ」と言って、知り合った仲間だけでまとまろうとする。

それがうまくいくかぎり、ものすごいエネルギーを発揮する。

しかしそういう仲間はストレスを吸収してくれない。

人によく思われるかどうかは結果である。それを目的にしてはいけない。人によく思われるかどうかは手のひらの上の鳥である。よく思われようとすると逃げていく。

神経症者は結果として得られるものを目的にして生きているという重大な過ちをおかしている。

つまり、成長動機ではなく、欠乏動機で動いているということである。

欠乏動機で動いているということは、基本的欲求が満たされていないので、欲求不満から動いているということである。

成長動機で動いている人は、人の評価が気にならない。伸び伸びと生きている。

伸び伸びとするのは人の評価が気にならないときである。

人の評価が気になる人は、時には卑屈になったり傲慢《ごうまん》になったりする。

伸び伸びとするのと傲慢とは違う。

神経症者は、会う前から相手に気に入られないのではないかと不安になる。そしてこの予期不安にともなう心身の緊張によりエネルギーを消耗する。

気に入られようとして、気に入られなかった。すると、「やっぱりだめだったか」と言う。失敗の予測をしている。

またそういう人は、心の底のそのまた底には憎しみの感情がある。

しかし原因を見つけ出せば幸運は待っている。

原因を見つけ出すこともSOCの要因の一つであるコンプリヘンシビリティである。

先に触れたヒギンズの論文のなかに、ダン少年というのが出てくる。ものすごく不幸な環境である。

しかしダン少年はなぜか憎しみを持たない。[註23]

だから周りに良い人が集まる。

それがストレスのバッファーになる。

コンプリヘンシビリティは直面する事態のとらえ方である。事態のとらえ方を間違えれば、努力は実らない。

▼状況を見て、心のゆとりを持つ

長年、米野球界に携わってきたカール・キュールらが書いた野球の本がある。[註24]

そこに次のように書かれている。

「正しく試合をせよ」

「つまり、ゲームに備え、奮闘し、気を配り、ゲームを第一に考え、自分を知り、すべきことをし、自分がコントロールできることに集中し、一生懸命プレイするのである」

サインを受けるときは、ピート・ローズのように「チームの得点を助けるために正しくサインを読みたい」という姿勢こそが正しいアプローチだ。


アメリカの心理学者シーベリーは「注意に注意せよ」と言っている。

野球で「正しく試合をせよ」とは、人生の名言である。

要するに、人生は「正しく生きよ」ということであり、それは自分を「正しく解釈せよ」ということである。

「正しく解釈せよ」の正反対が、偏見のある人である。

偏見を持ったら、その偏見が心の支えになる。偏見は、歪んだ心を支えてくれるが、ストレスに弱い人になる。

コンプリヘンシビリティとは、自分が直面する状況を正しく理解することである。

そして「問題に集中する」ということである。それは、問題を正しく理解するということでもある。

「問題に集中する」とは、コンプリヘンシビリティの一つの側面に当たると考えていいだろう。

状況を正しく理解するためには、まず自分がどのような人間であるかを理解しなければならない。

「こと」が起きて対処するときに、この「こと」が自分にとってどういうことかという理解がなければならない。

客観的には同じ「こと」でも、その「こと」の持つ意味や大変さや重要性等々は人によってまったく違う。

たとえば攻撃型の人は、自分が孤立したときに、周囲の人が悪いと考える。そして周囲の人に対する怒りがどんどんひどくなる。ものすごいストレスになる。

しかしこのときに「自分はなんで孤立したのか？」ということを正面から考えることができれば、道は開ける。

しかし孤立すれば孤立するほど、世間への恨みが激しくなって、状況を正しく理解できなくなってしまうのがノイローゼの人である。

典型的な例はカルト集団であるが、普通の人の日常生活の世界でも孤立している人は、多くの場合、心に問題を抱えている。

孤立している人はどうしても「なぜ自分は孤立したか？」と考える心のゆとりがない。

「なぜ自分は孤立したか？」と考えて、心の整理をすれば、道は開ける。

周りは全部バカで、「私一人が立派」と思っているときには、「私はノイローゼ」と思ったほうがよい。

まさにドイツの精神科医カレン・ホルナイの言う、ノイローゼの特徴である「栄光と孤立」である。

悩んでいる人は、根本が分かっていない。

自分を理解できない人は根本が分かっていない。

情報に踊らされてはいけない

コンプリヘンシビリティについてさらに考えてみたい。

人間関係などで心の整理をするときに必要なのは、まず「そもそも自分の得ている情報は正しいのか？」ということである。

自分は怒っている。ある人を恨んでいる。「けしからん」と思っている。ものすごいストレスである。

しかしそう思っていることが、誰かの「思う壺《つぼ》」ということがある。

どういう経路で情報が入ったか。「自分は誰かからささやかれた情報に踊らされていないか？」と考える必要がある。

そしてその情報に接して「自分がこういう感情になることは、誰かにとって都合が良いことではないか？」と考える。

ある不動産屋さんが隣接する土地を二人のお客さんに売った。二枚舌を使って違ったことを言って売った。

本来、隣人である両者は被害者同盟を結ぶべきところであるが、欲求不満な奥さんが、不動産屋に騙されたことを認めないで、隣を攻撃し始めた。

すでに騙されてしまって土地を購入していたのである。しかし不動産屋に騙されたと認めることは、自分の被害を認めることになる。それができないので、隣を攻撃して隣の土地を奪って被害をなくそうとしたのである。

ほくそ笑んだのは不動産屋さんである。まったく違った情報を与えて二人を利害対立させて、自分一人が儲けた。

二人が恨み合って喧嘩していることが不動産屋さんの思う壺なのである。

両家が憎み合えば憎み合うほど、騙した不動産屋に攻撃の矛先は向いてこない。

▼デマも影響力を持つ

次に、なぜ自分はその情報を信じているかということである。

その情報を信じているところに自分の心の落とし穴がある。

次のようなデマが、ある本[註25]に紹介されている。

「五百名を越える婦人兵が、私生児をみごもったために除隊されてしまった」「妊娠した五百名の婦人兵が北アフリカから呼びもどされた」

数字の上から見てデタラメ。この戦線に派遣された婦人兵は500名より少ない。この噂を裏付ける根拠は何もない。

このデマは他の多くのデマとは異なり、慎重に事実が報道されてからも消え失せなかった。

「もっと根強いところに障碍がひそんでいたのである。それは、深く感情に深く感情にくいこんでいて[註26]」

この原因は投影とか投射とかいう心理過程である。

「ある人の感情が、知らぬまにその環境の解釈に反映されている場合、われわれはそれを投射《ヽヽ》(Projection)と呼ぶ[註27]」

要するにそれを信じるほうが感情的に楽なのである。

週刊誌がでたらめな報道をする。しかしそれが多くの人はでたらめと頭で分かりながらもある影響力を持ってしまう。

それは報道の通りであると信じるほうが感情的に楽だからである。分かりやすく言えば欲求不満な気分が幾分かでも解消される。

しかしそのときには解消されても欲求不満の原因は解消されているわけではない。相変わらずその人は欲求不満であることに変わりはない。

「人間というものは複雑な動物である。多くの時間を何かのためにわずらわされながら、一体何が自分をわずらわしているのかを知らないのである[註28]」

自分の欲深さがトラブルの原因か、自分の欲求不満がトラブルの原因かなどが分かってくると解決の道が見えてくる。

トラブルや悩みの原因をしっかりと理解することがSOCを高める条件である。

▼人に嫌われたら、理由を考える

人の批判で心の動揺があったときには「自分にはまだ本当の自信がない」と理解する。

つまり心が動揺したということは、自分を理解するための情報なのである。

マイナスの感情は自分を理解するための情報と受け取ることが大切である。


嫌われることを怖がる人がいる。しかし嫌われて落ち込む前に、「なぜ自分は嫌われるのが怖いか？　なぜ自分は嫌われるのか？」を考えてみればよい。

嫌われる人、拒絶される人は、たいてい相手の立場や相手の気持ちを考えていない。

相手は一人で食事をしたくて、一人で食事をしているときに「一緒に食事をしてもよいですか？」とテーブルの前に座ろうとするような人である。

そういう人は嫌われる、あるいは気味が悪いと思われる。

相手はそれほど親しくない人なのに、もの凄く親しい人と同じ言葉を使ってしまう。

あるいは親しい仕草をする。


嫌われることで、なぜそこまで深く傷ついたか？

なぜそこまで「現実の自分」と「理想の自分」が乖離したか？

それを考えることは苦しい。不愉快な気持ちに悩まされたときには、相手を罵倒するのが一番楽である。

しかし「なぜそこまで深く傷ついたか？」と思えれば、次のようになるだろう。

それは孤独だったから。励ましてくれる人がいなかったから。人とコミュニケーションできなかったから。

不安な人は、そこで復讐的勝利へと道を歩み出す。そうして生きる道を間違える。

だから本当の意味で心の傷を回復するためには、人とコミュニケーションできる人間になることである。

復讐的勝利を目指して頑張ることではない。

「怒る前に解釈ができる」という性格

SOCと同じような概念に、ACE性格と言われるものがある。
ACEの要因は、「Attend《アテンド》：注意を向け」、「Connect《コネクト》：繋がりをもち」、「Express《エクスプレス》：表現する」である。

ACE性格とはどういう性格か。それは次のような作業をする性格である。
怒る前に、「なぜ？」と考える。
なぜ自分はこの感情を持つのか？を考える。

両親が離婚をした女子高校生。名前は良子と言った。
彼女は母親と一緒に暮らすことになった。

そしてある時期「私はもう大丈夫だよ」と言った。それは離婚をした母親が恋をしたときである。

その女子高校生が「お母さんが、私のことを『良子！』と騒ぐのは、お母さんが恋人と上手くいっていないときなのだから」と言った。

そういうとき、お母さんの恋愛は上手くいっていない。幸せならお母さんは騒がない。

その子は、母親の症状と、その原因を結びつけることができた。

そう理解すれば、娘であるその高校生も落ち着く。自分の不満とその原因を関連づけられて、彼女の心は落ち着いた。

お母さんに服を片付けるように言われる。

その子は腹が立つ。「自分ばっかり恋人と楽しんで」と面白くない。

ある人が「いつか復讐する。そう思えばいいでしょ」と言ったらその子は落ち着いた。

どう解決するか分かったから落ち着いたのである。つまり対処が分かった。計画を立てると心は落ち着く。

「面白くない」ということは、感情が整理されていないということである。

感情が整理されていないとは、この不愉快な感情が何と関係しているかが理解できていないということである。

不愉快な感情と本当の原因とがつながったときにスッキリする。それがACE性格である。

イライラの原因は「周囲」ではない

アメリカの心理学者マズローは、神経症は基本的欲求が満たされていないという。

その通りであるが、もっと分かりやすくいえば、基本的欲求が満たされていないということに本人は気が付いていないということである。

つまり神経症者は自分をまったく分かっていない。自分が何を望んでいるのか、自分は何が不満なのか、自分はどうしたいのか、自分自身がそれらのことをまったく分かっていない。

自分はなんで生きるのがこれほどつらいのか、なんで毎日が楽しくないのか、なんで毎日々心が穏やかでないのか、なんで毎日こうもイライラするのかなどがまったく分かっていない。

そして自分がイライラしている原因は自分にあるのではなく、周囲の人が「けしからんから」と思っている。つまり自分の心が原因でイライラしていることを認めない。

ACE性格でない人は、自分が原因で心が穏やかでないことを認めない。周囲の人が「けしからん」ことが、自分のイライラの原因と思っている。

「自分はなぜ、毎日楽しくないのか」と考えれば道は開けるのだが、そうして自分を見つめることはない。周囲の人が間違っているから自分は生きるのが楽しくない、としか考えられない。

不愉快ととらえるか、自分が未熟だととらえるか

SOCのコンプリヘンシビリティはACE性格と共通している。

たとえばACE性格の人は、「おれは大物だ」というように意識していないし、そういうような態度を取らない。それだけに感じるストレスは少ない。

逆に自分の感情を抑圧する抑圧的対処者は、ストレスが強い。「おれは大物だ」というように意識していても周囲の人は、その人をそう扱わない。そうなれば不愉快である。日々ストレスに苦しむ。

自分のことに注意を向け、症状や感情を的確に知ることが大事である、とACE性格のことを述べているハーバード大学の心理学者シュバルツ教授は言う。

心が様々な情報に対して開かれている。SOCで言えば、まず最初の「理解する」である。

シュバルツ教授は「症状や感情を的確に知ること」と述べているが、ACE性格にしろ、ハーディー・パーソナリティーにしろ、SOCにしろ、共通するのはとにかくまず冷静に正しく事態を理解することである。それが重要であるという点では同じである。

正しい解釈とは、正しく因果関係を把握するということである。

ただ、これは「言うは易く、行うは難し」である。

正しく解釈するのには、心理的な抵抗がある。正しい解釈が、その人の自我価値を傷つけるからである。
しかしここは避けて通れない。

シュバルツ教授が1973年にハーバード大学で心身の関連をはじめて講義したときには、こうした問題についての資料がなく苦労したという。

主要な大学であってもこの種の講義が行われるのは初めてでもあり、興奮するものがあった。そのため履修者も多かった。学生の期待は高かった。

彼の講義は水曜日の午前中だった。彼は心理的に疲れ果てていた。まるで難破船のようであった。

彼は火曜日に講義の準備をするのだが、水曜日の朝には胃は燃えるように痛かったという。その胃の痛みがまた心配を増幅させた。

彼はいろいろな精神安定剤を飲み始めたが、それは一時的な安定しかもたらさなかった。悪循環で薬の量は増えていった。

彼は、情報が効果的に伝達されれば人間の器官はうまく機能する、と信じた。

胃から今の仕事はきつすぎるという情報が届いている。この情報を無視するか、注意するかである。

シュバルツ教授は「この感情に注意をし、それを意識に乗せ、それを表現する。そうすれば心と体のバランスは回復する」〔註29〕と言う。

シュバルツ教授は胃の痛みを含めて様々な症状や感情を、私たちが注意を向けなければならないフィードバックとして受け取り始めた〔註30〕。

その通りである。そうすることでストレスはハンドルできるようになる。

しかし現実には愛情飢餓感が強ければなかなかそれができない。つまり認めてもらいたいという気持ちが強ければなかなかできない。

不愉快な気持ちになったときに、それに注意をして、そこから自分とはどういう人間であるかを知る手がかりにするというのは、難しいことである。

不安な人は、不愉快になったときにまず相手を責める。自分が不愉快になった原因は、相手の態度であり、相手の言葉であると、考える。

「私は君に不愉快にさせられた」と理解する。

そのときに、相手に対する怒りを感じる。相手を非難する気持ちが湧いてくる。

「ああ、自分はこんなにも、人から誉められたがっているのだ、まだ心理的に幼稚なんだな」と、考えるのは難しい。

つまり不愉快という感情に注意を向けることはできても、それを自分の情緒的未成熟と関連づけることは難しい。

しかしこれができるかできないかが、その人の免疫力なのである。

自分に嘘をつく人

この体や感情のメッセージを遮断すると、心と体のバランスは崩れ、これが心と体に影響するという。[註31]つまり免疫力のない性格になる。

シュバルツ教授の研究によると、感情はフィードバックする情報のひとつであり、この情報を正しく受け取ると、ストレスにうまく対処できる。

シュバルツ教授はそれを「ACEの癒しの力」という。ACEとは先に書いたように Attend, Connect, Express（注意を向け、繋がりをもち、表現する）ということである。

それの逆が抑圧的対処である。ストレスを感じてもそれを常に抑圧していると、やがてストレスを感じなくなり正しいサインが出なくなる。

生物学者のダーウィンは、人が感情を顔で表すということを観察した。[註32]どこの国の人でも感情を同じように顔で表す。

1970年代までに精密な装置のおかげでダーウィンの観察したことを確認できるようになった。[註33]

顔の筋肉の硬直性を測ると、その人が感じているストレスを客観的に測定できる。

シュバルツ教授はいろいろなデータを詳しく調べた結果、あるグループの人々に興味をそそられた。

それは、自分はまったくうつ病とは関係ないと主張するグループである。彼らは悲しみの筋肉がうつ病患者と同じように活発なのである。

また別のグループは「ほとんど不安はない」と言いながら、恐怖の感情を表す筋肉が「ひどく不安な人」と同じように活発なのである。[註34]

これらの人を、彼はスーパー・ノーマルとあだ名を付けた。

彼は、スーパー・ノーマルは嘘つきではないという。その通りである。抑圧なのだから人に嘘をついているのではない。自分に嘘をついているだけである。

心臓の心拍数とか血圧とか脳波とか筋肉の緊張とかいろいろな情報がある。それらの情報とその人自身が述べている感情とがまったく乖離している。それが抑圧である。

▼自己実現すればストレスにならない

シュバルツ教授のいうＡＣＥ性格とは自己実現的性格である。

自己実現している人はストレス耐性度が高い。

自分に都合の悪い現実を認めて、受け入れることができるからである。

ありのままの現実には、自分に都合悪いことが多い。しかし自己実現している人は、自然を受け入れるように、人間もありのままに受け入れるとマズローは言う。

ありのままの現実に怒りを感じれば、ありのままの現実はストレスになる。

犬でも同じことである。

「犬とはこういうものだ」と受け入れれば、犬を飼うことはストレスにならない。癒やしになる。

なぜ「犬とはこういうものだ」と思えるか。

それは犬が好きだからである。

恵まれた環境で成長した人、心の絆ができている人は、人生を積み上げる生き方をしている。

それは認められることではなく、自分が好きなことをしているからである。能動的な生き方である。

大学でも「格好いいから」ということで、ヨット部とか山岳部に入る学生がいる。

そういう人は、そこで生涯の友達はできない。人生が積み上がっていかない。

山が好きでワンダーフォーゲル部に入った人は、歳をとってからも、学生時代の合宿のことをよく記憶している。生涯の友を学生時代に得ている。人生を積み上げている。

一朝一夕に心の絆はできない。

心の絆は、長い、長いその人の生き方の結果である。

ストレスと感情の関係

シュバルツ教授が多数の人について調べると、本人はストレスを感じているという実感がないのに、たとえば顔の筋肉の測定ではストレスを感じていることがあった。

こうした人は常にストレスを抑えているために、ストレスがないように錯覚しているのである。

問題は、こうした抑圧的対処者は次第に自分の本当の感情を意識する能力を失ってくるということである。

恐怖感のある人は、最も免疫力の落ちている人である。

あるいは「孤立と追放」を怖れている人は、最も免疫力の落ちている人であると言ってもいい。

もっと言ってしまえば愛されて成長した人は免疫力がある。

感情を抑えてはいけない

ストレスに苦しんでいる人は、ストレスや感情というサインを、正しく認識するACE要因をもった性質を持つべきである。

こう考えたシュバルツ教授は、心理テストをして性格パターンを分類し、その人たちが本当は感じているはずのストレスとの相関関係を調べた。

そうして性格が生理的現象に影響することを示そうとした。

その結果、ストレスを抑えるタイプの人は、心臓発作などの病気になりやすいことが分かった。[註35]

彼はACEの性質が免疫系に影響をもつことも生理学的に調べた。

すると、ACE性格の人は過剰な免疫もなく、免疫系の調整がうまくいっていることが分かった。

ACE性格の人は血糖値が正常であった。それに対してACE性格を欠いている抑圧的対処者は血糖値が高かった。

これは何を意味するか？

簡単に言うと次のような推測ができる。

まず抑圧的対処者は痛みや否定的感情を抑圧していることで、その無意識の不快感がすごい。

この不快感を消すために脳はエンドルフィンを放出する。

この多量のエンドルフィンが血糖値を上げる。

ACE性格は痛みに敏感ではあるが、敏感すぎることはない。自分の感情を意識しているが圧倒されることはない。そのことがエンドルフィンを適正なレベルに保っていると考えられる。[註36]

また、ACE性格を欠いた抑圧的対処者は、ストレスに際してストレス・ホルモンが血液中に多量放出されているという証拠になる生理現象がすぐに現れる。

つまり心拍数や血圧や筋肉の緊張等である。

ストレス・ホルモンであるコルチゾールやカテコールアミンは免疫力を落とす。

これは心臓病ばかりに言えることではない。喘息《ぜんそく》やアレルギーについてもいえることである。

1970年代に抑圧と喘息の関係が分かった。[註37]

そこでシュバルツ教授は喘息の患者に外部のことから内部の感情のメッセージに注意を向けさせた。すると免疫力が改善して、喘息治療に効果があった。[註38]

同じことがリューマチ様関節炎の患者もいわゆる否定的感情を抑圧しているという。[註39]

糖尿病についても、患者をリラックスさせることが血糖値を下げる効果がある可能性があるという。[註40]

ガンについても抑圧とガンの発達に関係があるという研究がある。

ACE性格者はガン細胞の侵略に対する免疫力がある。[註41]

ただ何度も言うように「注意を向け、症状や感情を的確に知ること」までは良いが、それを認められるかどうかである。

認めるよりも抑圧するほうがどのくらい心理的に楽だか分からない。

要するに現実に直面して、それを認めるか滅びるかの二者択一を迫られているのである。

現実に自分は今何か問題を抱えている。

しかしその問題に正面から取り組むだけのエネルギーが今の自分にはない。その解決に乗り出すだけの力が今の自分には残っていない。

生きるのがつらいときには注意が必要である。

自分の人生に赤信号がともっているときである。

「あー、つらいなー、どこかへ行ってしまいたいなー」と感じたときには、「自分は今断崖絶壁に来てしまっている」ということをまず自覚することである。

ここで頑張るか、そのまま断崖を落ちていくかの選択のときに来ているのである。

第二章

ストレスに対処する

第二条件は、状況に「対処する」こと

次にマネージアビリティとは、自分の力でその状況にどう対処できるかということである。

何かあると、笑ってその場をごまかす人もいるが、これは対処とはいえない。

また何かうまくいかないことがあるとすぐに他人が悪いと思う人もいる。他人を責めているほうが楽だからである。これも対処とはいえない。

責任転嫁をする人は、実はギリギリの限界のところで生きている。

心理的に余裕があれば人は責任転嫁をしない。まだ責任を背負えれば人は責任転嫁をしない。

責任転嫁をするということは、もう「ここが私の限界です」ということである。

そこがその人の能力の限界なのである。

だから責任転嫁をする気持ちが自分のなかで支配的になってきたときには、「今の生活は質量共に自分の限界を超えているな」と考えることである。

そして生活の規模を自分の能力の適正規模にする努力をすることが先決である。

それが対処するということである。

いつもイライラして責任転嫁ばかりしているのに、自分の生活を質量共に適正規模に修正しないで、そのままただ頑張れば途中で心が折れる。燃え尽き症候群の人が、その典型的な例である。

▼目的は自発的に持つ

どうしても修正できない人は、そもそも最初から今の目的が、自分のなかから出てきた目的ではない。自分の外側の誰かから与えられた目的である。

もしそうなら、自分に目的を与えた人達への依存心を解消しない限り、自分の能力にふさわしい意味ある人生を送ることはできない。

受験生を考えてみる。志望大学が自分の能力に適正な大学ではない。なぜか？　その大学への入学は「両親や祖母が望んだことだから」である。自分がその勉強をしたいと思っているわけではなく、外から言われただけであるなら、適切な目的に修正できない。

つまり個人の目的設定のイニシアティブはゼロである。

両親や祖母に認めてもらうことが目的ではなく、勉強することが目的なら、自分の能力に応じてそのときそのときで適切な目標に切りかえられる。

目的が自発的目的なら修正はできる。自発性を欠いた目的の場合には修正はできない。目的が両親や祖母に認めてもらうことであるなら、それを適切な目的に修正することはできない。つまり対処できない。

「受動的な個人は能動的な個人よりも平均的にみて持久力が少ない」[註42]

自分の依存心に気がつくことが、直面する状況を正しく理解すること（コンプリヘンシビリティ）であり、その後に自分にふさわしいライフスタイルに変えることが対処（マネージアビリティ）である。

▼理想の自画像を修正する

自分が限界に来ていることを認めないで、責任転嫁を続けているといつか皆から相手にされなくなる。

責任転嫁をすれば、その責任を転嫁された人は相手を恨む。

責任転嫁をしていた人は、自分がうまく責任転嫁できたと思っていても、そのときに相手から恨みを買っている。

その「つけ」はいつか払わされる。

自分の情緒的未成熟から来るイライラを、妻に責任転嫁する夫がいる。起きたことに対処できない夫である。

「お前が、そういうことを言うから、イライラするじゃないか」とイライラの原因を、自分の情緒的未成熟から、妻の言動にすり替える。

「お前の言い方が悪い」「お前のために失敗した」と言う人もいる。

親に「お前の育て方が悪い」と言う子どももいる。

イライラして息子を責める父親がいる。

父親のイライラは妻とのまずい関係だったり、自分の短気な性格だったりするのに、責めやすい息子の責任にする父親もいる。

やさしい息子は責めやすい。

子どもが非行に走ると「お前の育て方が悪い」と妻を責める夫がいる。

実は夫は妻や息子を責めているが、責めている父親は「つらい、つらい」と言っているようなものなのである。

父親はつらくてどうしていいか分からなくて、優しい妻や、繊細な息子を責めることで心を癒している。


イライラは不幸の始まりである。

そしてそのイライラを人の責任にすり替えたときに本格的に不幸になる。

自分があまりにもイライラするときには、その原因を突き止める。それが事態の正しい理解である。

その原因は自分の情緒的未成熟、つまり「理想の自分」と「現実の自分」との乖離である。

この場合、対処するとは、理想の自我像を修正するということである。

もしイライラの原因が巨大な自我イメージであるなら、それを適正な自我イメージに修正する。

これが直面する状況に対処するということである。

責めやすい妻や子どもが死ぬと、はじめて父親は自分のしていたことが分かる。

対処の練習をしておく

ストレスの多い人生を元気に生き抜くためには、どうすればよいのか？

簡単に言えば、次の3つの作業をしっかりとすることである。

自分が今直面している困難はなんなのか？　まず解決しなければならない困難な問題を明確にすることである。

次にそれを乗り越えるために自分は今何をしたらよいのか？

そして自分の持っている資源を点検して、事態を乗り切るために、それを総動員することである。

自分は今何を持っているのか？

肉体的健康か？　素直さか？　情報か？　パソコンが好きなことか？　愛する能力か？

知識か？　人脈か？　体力か？　時間か？　感動する能力か？　英語に対する興味か？

お金か？　心理的健康か？　黒い髪の毛か？　話しやすい人柄か？　等々いろいろと自分の持っている資源を考える。

対処能力がないということは、自分は今絶望しているということである。

英語で言うなら「Helplessness《ヘルプレスネス》」である。

それは心理学者のセリグマンの言う「学習性無能力」である。つまり過去のどこかで自分には状況に対処する能力がないと学習してしまったのである。

実際にはその能力はある。対処に自信がないのは、今までの人生で直面する状況で自分自身が対処してこなかったからである。だからこれからその練習をすればよい。

練習だから失敗もある。とにかく対処を試みる。そうしているうちに対処という意味が分かってくる。

▼子どもの問題に対処する方法

人に迎合するだけで生きてきた人は「対処」といっても、何となくその意味が分からない。

たとえば子どもが何かを言ってきたときに「どう対処していいか」分からないというお母さんが多い。

単純な話、子どもが何か問題をもってお母さんのところにきたときにはどうするか。

対処の仕方が分からないお母さんはただ怒る。あるいは好きなようにさせる。つまり自由という名の放任である。

対処するとは、まず「子どもが、このことを嫌がっているのはなぜか？」を知ることである。

そうすれば、どう対処するべきか分かる。

事態に「対処するときには核を見る」ということである。

その子がお金のない人をバカにしていた。「お金さえもっていれば幸せ」と言う。その子はお金に執着する。

父親に「稼ぎが悪い」と怒鳴る。親は黙っている。

もちろんこうしたぐれてしまった子と戦うのにはすごいエネルギーがいる。

でも騒いでいる子の心の核を見る。

子どもは家で騒いでいるくせに、仲間集団に入ると怯えて、いつでも仲間にお金を与えている。

親からはとるわ、とるわ。子どもは親の恐怖を知っていると親を脅す。子どもは憎しみを持っている。

エネルギーのない親は、子どもが怯えていることが見えない。

子どもとの戦いを避けていると、親子ともに根は弱いままである。

親は、子どもの表面の暴力しか見ていない。子どもが核の部分で怯えている。親はそれを見ない。

親が覚悟を決めれば、子どもは立ち直るきっかけができるかもしれない。

「こと」が起きたときには、「この本質は何か?」と考える。

起きたことは本質ではない。それは現象である。

現象と本質は違う。

だからトラブルが起きたときに「このトラブルの本質は何か?」と考えることが大切な

のである。

どのようなトラブルであっても「この問題の核心は何か?」ということをつかまなければならない。

▼トラブルの裏に問題がある

子どもが不登校になった。

そのときに、我が家の矛盾が、子どもの不登校という現象として表れたと理解することである。

不登校の相談は多い。

相談に来た人に「夫婦関係は?」と聞くと、「いえ、子どもの不登校の相談です」と言う人がいる。

こう答えること、そのことが不登校の原因である。

たとえば、母親と父親の確執が、子どもの不登校となって表れたと本質を理解できれば、不登校という現象に対処できる。解決もできる。

子どもの不登校を議論しているのは「パラタクシス的歪曲《わいきょく》」のようなものである。

パラタクシス的歪曲とはどういうことか。

表向きのトラブルの裏に真の問題がある。その真の問題が表向きのトラブルに強力に影響している。


ある母親が子どもと、オモチャを買いに行く約束をしている。

子どもは、その前日に母親がオモチャを買ってくれなかったことに不満である。そして今日まで不満の感情が残っている。

するとその不満から夕食の「ハンバーグが美味しくない」と文句を言う。

問題の本質はハンバーグの味ではない。

パラタクシス的歪曲も、その場その場で感情を処理する。しかしパラタクシス的歪曲は、本当の意味で対処していない。

恋人が異性と親しそうに話している。不愉快であるが、不愉快と言えない。その後デートをして相手が遅れてきた。

約束の時間に遅れてきたことを責める。トラブルになる。

約束の時間に遅れてきたことはトラブルの真の問題ではない。

パラタクシス的歪曲は、両者の間に思いやりと信頼が欠けたときに起きてくる。

ストレスに弱い人は、あっちでもこっちでもパラタクシス的歪曲で生きてきている。

パラタクシス的歪曲が起きるときにはすでに、それ以前からお互いの関係がうまくいっていないことが多い。

対処しないとトラブルが大きくなる

トラブルが起きたとき、悲観的な人は「しなければ良かった」と思う。

楽天的な人は「して良かった」と思う。

両者はまったく違う。

とにかく「こと」が起きたときには、まず「これはこれで良かった」と認めることである。

そして「私の武器は素直さだ。素直さがあれば必ず乗り切れる」というように思えれば、解決への道は開ける。

もしその人にこのような性格傾向があれば、ストレスを健康に乗り切れるに違いない。

現実にはなかなかこのようにはいかないが、私はこういう人がＳＯＣの高い人だと思っている。

逆にSOCの低い人は、「何で私だけがこんな苦しみを味わなければならないのだ」と恨みを訴える。

そして恨んでいるだけで困難な状況に対処しようとしない。

こういう人は問題を解決しようとする意志がない。嘆くことで今の気持ちを楽にしようとしている。

困難な状況に陥った当初はそれでしょうがないであろう。楽天的な人といえども困難な状況に陥った当初は落ち込む。

しかしどこかの時点で「解決しよう」とする意志が生まれる。この意志が能動性の核心的要素である。

意志が生まれないと健康でストレスを乗り越えることはできない。

対処するとは、自分の技術、自分の力を有効に活かすことである。

そんなに難しいことを言っているのではない。

今日はいつもより早く寝る。

それでよい。

これが対処である。

体調を壊したとする。

対処する人とは、「今は時間が空いているときは30分でも休んでいます」と言う人である。

「どうも風邪の初期のようなので、あわててベッドに入っています」と言う人である。

「風邪は絶対いけないので、少しでもくしゃみをしたら風邪薬を飲むといった具合です」と言うことが、直面する状況への対処である。

「寒気がするので休みます」と言うことである。

これが「対処する」ということである。

生きるエネルギーのない人は、休む前に病気になりそうなことを嘆く。

対処能力のない人は「なぜこんなときに、風邪を引くのだ」と嘆く。

風邪を引いたときに「とにかく食べなくてはと思ったら太ってしまいました」と言う人がいた。これでよい。

とにかく「風邪を引いた」ということに対処している。

ある小学校の先生からメールをもらった。

「風邪を引いてしまい、父兄に気づかれないようにと思って派手な色の服でごまかしています」

これが対処である。対処しないと、「たかが○○」といわれるような些細なトラブルが、時と共にすごいことになっていく。

対処すれば、些細なことは些細なことで終わる。

覚悟をすると、気持ちが変わる

ＳＯＣについて、まず自分が出会った困難の本質を理解することだと書いた。

悩みの本質を見抜けなければ、対処はできない。

その悩みが何であるかを理解することが第一である。

些細な悩みでも疲れていると、どんどんとすごいことに感じてきてしまう。

そういうことを避けて冷静に悩みの本質を見抜けなければ、元気に生きていけない。

悩みに対処するときに、悩みの正体を見抜けなければ対処はできない。

また「老い」のように事態がハッキリとしていることは覚悟するしかない。歳をとらないように願っても、それは無理。

そういう意味では「老い」には対処できない。

こういう場合には、「覚悟すること」が対処できるということである。

歳をとっていくことを嘆いている老人は対処能力がないということである。

老いていくことを成熟と感じ、老いることに喜びと意味を感じる。それがSOCの高い老人である。


リストラも同じであろう。相手があるから、悩んでもしょうがない。覚悟する。

「今の悩み、それはどうしようもない悩み」という悩みもあるかもしれない。

そういう場合には覚悟する。

くどいようだが覚悟することが対処するということである。

覚悟をすれば気持ちが変わる。

覚悟とは、今あるものに力を注ぐこと。自分が持っているものを使うこと。

覚悟する、納得するも「対処すること」であるが、状況によっては「諦めない」ということも「対処すること」である。

ある人から手紙をもらった。

「今日はもう一つ、諦めないということはどんなことかわかりました。

この間、地下の駐車場で、車が壁にすりよってしまい、紙一枚はさんでいるような状況になりました。

そこでほんの少しずつ動かして40分かかりました。車の傷は手で触れるとざらざらする程度でまさに奇跡の脱出でした。

そのとき『これが諦めないということか』と思ったのです」

これぞ対処能力のある人である。

対処能力がある人は、状況に応じて知恵を働かして生きている。

人はそれぞれ違ったストレスを体験する。自分のストレスは自分のストレス。同じ状況で他の人も同じストレスを味わうわけではない。自分の対処を考える。

とにかくストレスに対処して生きていく。

コントロール能力をつける

ハーバード大学医学部のベンソンが編集した『Wellness《ウェルネス》』という本に、ストレスに耐えやすい人の特徴として4つのC、つまり、「Control《コントロール》」「Challenge《チャレンジ》」「Commitment《コミットメント》」「Closeness《クローズネス》」というのを挙げている。

うつ病になるような人にはこの「4つのC」がない。どう考えてもうつ病になるような人はストレスに弱い。

うつ病者の感情的特徴である「もう何をしても無駄」という絶望感はまさにコントロールを失うことから生じる感覚である。

セリグマンは「Helpless《ヘルプレス》」の定義としてコントロールを失う感じ方であると述べている。

コントロールできないということは問題解決能力がないということである。

子どもが隣の家のガラスを壊してしまった。謝りにいくということが「対処する」ということである。

しかし隣の家との関係が悪い。そういうときに、親は謝りにいくのがきつい。なかなか謝りにいけない。子どもが起こしたことが自分の対処能力を超えている。

子どもをコントロールすることができなくなっている。子どもが言うことを聞かない。自分の思うように子どもは動いてくれない。

子どもがすべて自分の期待したとおり、予想したとおりに動いてくれない。

子どもが自分のコントロール能力を超えた存在になった。

そこで親はパニックになる。

そうなれば、嘆くか、子どもを責める以外には道はない。

ストレス・ホルモンが自分の能力を超えて出ているのであろう。

コントロール能力があるということは、子どもをコントロールする能力があるし、子どもが起こした事柄に対処する能力があるということである。

コントロールできているときにはストレスは少ない。

コントロールできないというのは「私の手に負えない」ということである。

子どもに対して「なんで、できないの？」と言う。

親が「なんで？」を連発するときには、もはや起きた事柄に対処する能力がないということである。

子どもが自分の望むように育たなくて、いつもイライラしている。それが子どもに対するコントロールを失っているということである。

子どもが起こしたことが自分の対処能力を超えている。

起きたことに対処できなくて、心理的にパニックになって相手を責めている。

それが「なんで誰々さんのようになれないのよ」症候群である。

もちろんこれは子どもとの関係ばかりについて言えることではない。仕事でも、犬を飼うのでも同じことである。

▼コントロールを失うと、依存となって表れる

「そうしないではいられない」という強迫性のある人は、ストレスに弱い。

自分の望みが達成されないとパニックになる。それは望みを達成することが、心の不安を解消するために必要だからである。

自分が受け入れてもらうために、外からの期待に応えようとする。そして現実が望むようにならないとストレスでパニックになる。

自分の内から出た本来の望みは達成されなくてもパニックにはならない。

コントロールを失うと、人を責めるばかりではない。いろいろなところに表れる。

「この人といつまでも一緒にいたら、自分はダメになる」と思う。そう分かってもその人を切れない。それがコントロールを失うという感覚である。

つまり人間関係依存症である。

依存症もまたコントロールを失った典型である。

仕事がイヤ、家庭もイヤ、酒でも飲んでなければやっていられない。そしてアルコール

依存症になる。

燃え尽き症候群の人も、コントロールを失った典型である。

燃え尽きる人は「認められたい」という欲求が強すぎて自分の能力を超えて生活を広げてしまう。そこで毎日がストレスである。

人からは良い生活をして羨ましがられているかもしれないが、本人はストレスに満ちた生活で苦しんでいる。

「認められたい」という欲求が強すぎるということは、その人が能動的ではなく、受動的ということである。

自分の生活を自分がコントロールできる範囲以上には広げない。

これが心理的に自立している人の生活である。そういう人は自分が持っているものを管理できる。

それが成長動機で動いている人の生活である。それが適切な目的を持っている人で、幸せな人である。

認められたいという欲求が強すぎる人は、これができない。受動的で欠乏動機で動いている人だからである。

対処を間違えてはいけない

先に出版した『劣等感がなくなる方法』に書いたように劣等感の原因は「所属感の欠如」であり、自分のことが分かっていないことである。

オーストリアの精神科医ベラン・ウルフのいうように、劣等感の深刻な人は利己主義である。

深刻な劣等感のある人は利己主義だから、人生の積み上げがない。思い出がない。

Student Apathy《スチューデント アパシー》といわれる人がいる。無気力になってしまった学生である。

彼らは大学に入るまでは良い生徒で、良い子どもだった。自分の本質を裏切って、親や先生から認められるためだけに生きてきた。

そういう大学生に「去年一年、何をした?」と聞いてみる。

「さあ?」と言う。何をしたか覚えていない。

またスチューデント・アパシーとまでいかなくても、小さい頃のことを具体的によく覚えていないという人がいる。そういう人は、自己疎外されていた。

「良い子」は、体験していることが恐怖感だったのである。気に入られなければどうしようという恐怖感で生きてきたのである。

自分が分かっているという Self-awareness《セルフアウェアネス》の上に自立があり、感情移入がある。

セルフ・アウェアネスはすべての基礎である。

神経症者は不安でそのセルフ・アウェアネスがない。

▼親の地位ではなく心理的健康が重要

親子関係がストレスに与える影響について考えてみたい。

子どもの成功で世間を見返したいと思っている親の子どもと、心理的に逞《たくま》しい親を持っている子どもでは、同じ受験のストレスはまったく違う。

親の社会的地位はストレスのバッファーにならないが、親の心理的健康はストレスのバッファーになる。

心理的に孤立無援の状態にある子どもは、社会的・経済的にどんなに恵まれていても、受験は「落ちたら死のう」と思うほどのストレスになる。自殺するほどのストレスになる受験も、愛に恵まれて成長した子どもは、まったく違う反応を示す。

世の中には勉強したくても働かなければならない人がいるのに、自分はこんな恵まれたことをしてと思うだろう。そのぶん立派な大人になって社会に貢献しなければと、受験に感謝する子どもになるだろう。

ストレスのバッファーになるものを持っている人と、ストレスのバッファーになるものを持っていない人では、人生はまったく違う。

極寒の北極で、ハダカで歩かなければならない人と、防寒具を着て歩く人との違いである。

人生は厳しい。防寒具は必要である。

心の世界でいえば、この世の中には暖房の効いている家に住んでいる人と、暖房のない家に住んでいる人といる。

問題は、暖房のない家に住んでいる人が、寒いのは自分がストレスに弱い人だからだと思ってしまうことである。

そして暖房施設のある家に住んでいる人と自分を同じ人間だと思って比較してしまうことである。

それはモグラが、鷹と自分を比較して「空を飛べない」と嘆くようなものである。

励まされて成長した人と、励まされた体験がなくて成長した人はまったく違う人間である。同じ人間ではない。

シカゴのアドラー研究所の所長であり、子育ての研究家であるルドルフ・ドライクルスは、子どもは励ましなしに所属感を得ることはないと書いている。[註43]

所属感が欠如しているのに、ストレスに強い人間になることはありえない。

世の中には所属感の欠如した人と、所属感の十分な人といる。

励まされた体験がなくて成長した人が、自分の弱さを嘆くのは、先のモグラが、鷹と自分を比較して「空を飛べない」と嘆いているようなものである。

励まされて成長した人と、虐待《ぎゃくたい》されて成長した人では、まったく違う人間である。

本当の自分を知るということ

自分は励ましなしに成長したと思う人が、「ではどうするか？」を考えるのが対処である。自分がなぜストレスに弱いのか、そして「どうしたらよいのか」を考えることが大切な対処である。

暖房のない家に生まれたのは、その人の責任ではない。しかしそれに気が付いて防寒対策をしないのは、その人の責任である。

自分は「なぜこんなに寒いのか」に気が付くことが先決である。

つまり自分は「なぜこんなにストレスに弱いのか、なぜこんなに生きるのがつらいのか」に気が付くことが先決である。

一番問題の人は、自分が寒いのに寒いことを認めない人である。現実否認の人は、寒いのに「寒くない」と言い張って最後には凍え死んでしまう。

それは偏見を持った人である。つまり現実を認めない。みな欲求不満な人である。

そういう人達は、外から見ると立派な暖房施設があるように見えるが、実は暖房が壊れている家に住んでいるような人である。

それが、子どもが社会的事件を起こしたときに、新聞が「あの仲の良い家族に何があったのか?」と書くケースである。

つまりストレスを乗り越えるのに第一に大切なのは、正しい自己認識である。本当の自分に気が付いていていることの大切さが、第一である。


親友でも何でもない人を、親友と思っている人がいる。ずるい人は、弱い人を脅しながら、相手を親友と思わせる。

仮面を被った憎しみの家庭を、仲の良い家族と思っている人達もいる。

本当は孤立無援の人であるが、それに気が付くことを禁じられている人達がいる。憎しみの激しい親は、子どもが本当の感情に気が付くことを禁じる。

本当の自分を知ること、これが第一である。

いろいろと良いことがあり、楽しいはずなのに「なんか変だな?」と思ったら、「本当の自分」に気が付いていない証拠である。

「なんか変だな?」と思うことがストレスの目印である。

ストレスに弱い人の場合には、「本当の自分」に気が付いていないことが多い。

単純に言えば、人間関係で騙《だま》されている人である。

「本当の自立」とは何か

自立というとすぐに「親からの自立」ということが言われる。それはその通りで、なによりも親からの心理的自立が重要である。

しかし自立というときにそればかりではない。だいたい親からの自立ができていない人は、その他の重要な他者からも自立ができていない。親友といわれるような人からの自立ができていない。

つまり親友と思っている人が、心がふれあう友達ではなく、自分はその人から利用されているだけの人である。

もっと言えばいじめの対象である。相手にとって心の傷を癒す存在である。相手が優越感を持つための存在である。

本当の意味での自立とは、どういうことか？

人間関係を含めて「本当の自分」に気が付くことが真の自立である。

無理をしていろいろな集団に属してきた人がいる。上昇志向で生きてきた。しかし振り返ったら、その集団の仲間について心に残る思い出は何もない。

そこでの楽しい会話の思い出がない。形式的にその集団に所属していても所属感が欠如している人がいる。

そういう人は常に周囲の人のご機嫌を取っていた。小さい頃からいつも接待ゴルフをしているようなものである。

学生時代クラブ活動をしていた。しかし「あいつさえいれば、あとは友達はいらない」というような友達はいない。つまりそういう人はその集団に所属していても所属感はない。

「この人の存在があるから自分がある」と思える人がいる人は、所属感がある。

相手の存在があってはじめて自分の心が豊かであることを感じている。所属感がある人の感じ方である。

だから、相手に感謝している。その相手は人間でなくてもよい。犬などの動物でもよい。

深刻な劣等感のある人には、そうした感謝の気持ちがない。


神経症的傾向の強い父親は家族に「元気でいる」ことを要求する。

そして朝礼で「いち！　にー！　さん！」と叫んでいるように元気な子どもを求める。

キン肉マンみたいに元気な子どもを求める。

一年中マラソンをしているような子どもが「明るくて元気」と思っている。

こんな父親と、こんな母親に育てられた子どもは、家族への所属感は欠如している。

病弱な子どもが病弱なりに「今年もつつがなく終わる」、それが本来の「元気だ」ということである。

そしてこういう子どもは家族への所属感がある。

会社への所属感というのは、正規雇用か非正規雇用かとは関係ない。家への所属感とは嫡子《ちゃくし》か非嫡子かとは関係ない。豪華な家か粗末な家かは関係ない。

だから名門の家に生まれてエリート・コースを歩んでいるのに劣等感に苦しんでギャン

ブル依存症になる人もいるのである。

▼間違った努力をしていないか

「こんにちの人間がもっている劣等感は、身体的にか精神的にか、情緒的にか、人類という集りから彼が孤立している、ということの表現なのだ」[註44]

心に問題を抱えている人は、「こと」が起きているときに対処を間違える。

深刻な劣等感に苦しむ人は、対処を間違える。

人と心を通わせる努力をするのが正しい対処である。

それができるかできないかは別にして、正しい努力の方向は人とのコミュニケーションをするという方向である。

しかし、どうしてもこの対処の仕方を間違える人がいる。

実は劣等感の原因である所属感の欠如というのは、甘えの欲求が満たされていないということである。

常に自我が脅かされている。だから生きるのが怖い。不安である。

小さい子どもは助けを求めるときに泣く。その顔は攻撃性を表しているとアドラーは言う。[註45]

これは助けてくれないことへの攻撃性を表している。そしてこの泣くことが不安を表現している。

この攻撃的不安があると、社会的承認の要求を生みだし、優越への願望を強化する。

ここで間違った方向へ歩き出す。

つまり人と心を通わせる努力をするのではなく、人に優越しようと努力を始める。

▼「求めているもの」がストレスを激しくする

私は『無名兵士の言葉』という本を書いた。

そこには無名兵士の言葉といわれるものが書いてある。次のようなものである。

「大きなことを成し遂げるために　強さを求めたのに　謙遜を学ぶようにと弱さを授かった」

「偉大なことができるようにと健康を求めたのに　より良きことをするようにと病気を賜った」
「幸せになろうとして　富を求めたのに　賢明であるようにと貧困を授かった」
「世の人々の称賛を得ようと　成功を求めたのに　得意にならないようにと　失敗を授かった」
「人生を楽しむために健康を求めたが　一分の価値を知るようにと病気を賜った」
「求めたものは一つとして与えられなかったが、願いはすべて聞き届けられた　私は　もっとも豊かに祝福された」

つまり人生の諸問題を乗り越えるために「力を与えて欲しいと神に求めた」のである。「偉大なことができるように健康を求めた」のである。「幸せになろうと富を求めた」のである。「世の人々の賞賛を得ようとして成功を求めた」のである。

つまり、これらのものはストレスを乗り越えるためには何の役にも立たなかったということである。

役に立たないばかりではない。逆にストレスを増やすだけであったということであろう。

そして生き方を変えることで、すべては解決したということが、この詩である。
それが最後の言葉である。
「求めたものは一つとして与えられなかったが、願いはすべて聞き届けられた（中略）私はもっとも豊かに祝福されたのだ」

ぜひ、本書と一緒に『無名兵士の言葉』を読んでほしい。ここにはストレスにどう対処すれば良いかの本質が書かれている。

人が、「これさえあればストレスから逃《のが》れられる」と必死で求めているものは、実はストレスを激しくするだけのものであることが多い。

この世の中には、何と多くの人が真面目に必死で努力しながらも、ストレスで自滅していくことか。

本人は必死でストレスから逃れようとしているつもりだけれども、実は自分のほうが必死でストレスにしがみついているのである。

その人がストレスに苦しみ、ストレスから逃れたいと願っているのは間違いない。しかしその態度は「死んでもストレスを手放しません」という態度なのである。

同じ体験で落ち込む人、乗り越える人

基本的欲求が満たされないときには不満であるが、同時に不安にもなる。不安だから、その不満を強迫的に満たそうとする。つまり満たさないではいられない。単なる不満なら強迫的に満たそうとはしない。人は不満には耐えられるが、不安には耐えられない。

従って基本的欲求とは、それが満たされないと人が不安になるものである。基本的欲求というから満たされないと不満と思ってしまう。

基本的欲求が満たされないで不安な人は、何をするにもまず不安の解消が目的になる。恋愛をしても恋愛は恋愛そのものよりも不安を解消するための手段である。

従って愛することよりも愛されることが優先する。

仕事をするのも不安の解消が目的である。そこでどうしても、この仕事で成果を上げて、認められて安心をしたいということが優先する。

基本的欲求が満たされない↓不安↓欠乏動機↓価値達成タイプ↓うつ病等というコースになりがちである。

▼価値達成タイプは苦しむ

仕事の形式について「欲求達成(Need《ニード》 Achievement《アチーブメント》)」と「価値達成(Value《バリュー》 Achievement《アチーブメント》)」という分け方がある。[註46]
精神病理学者テレンバッハの著作『メランコリー』によると、「欲求達成」のタイプでは、活動それ自体が達成の喜びよりも重要であるのに対して、「価値達成」のタイプでは、達成された成果を意識的に評価することに重きが置かれるという。
躁うつ病者と価値達成タイプとの親和性が有意に高いことが分かっている。さらに他者からの是認に依存的であること、画一主義的、慣習伝統主義的、権威依存的な態度を示すことでも一致している。[註47]
要するに躁うつ病者と価値達成タイプは、今までの言葉で説明すれば自発性がないということである。

何かをして成果が上がらなかったときに受ける心理的打撃は人によって異なる。

価値達成タイプは落ち込む。何のためにこんなことをしてきたのだと憔悴《しょうすい》する。時間を無駄にしたような気持ちに襲われ、やりきれなくなる。

しかし同じ成果が上がらなかったときでも欲求達成タイプはそのように焦ったり、落ち込んだりはしない。

同じことを体験してもパーソナリティーによって感じ方は異なる。

人生において活動の成果が常に期待されない以上、生きるのがつらいのはやはり価値達成タイプである。

強迫的に名誉を追い求めている人は価値達成タイプである。

何をしても、そこに眼に見えるような形のある成果がほしい。

気分の良い道を選ぶのが欲求達成タイプ。

目的地に行くのに近道を選ぶのが価値達成タイプ。

美味しいから食べるのが欲求達成タイプ。

健康に良いから食べるのが価値達成タイプ。

楽しいから歩くのが欲求達成タイプ。

健康に良いから歩くのが価値達成タイプ。

過程を大切にするのが欲求達成タイプ。

結果を大切にするのが価値達成タイプ。

欲求達成タイプは分かるのが面白いから学ぶ。

価値達成タイプは成績が良くなるから学ぶ。

深刻な劣等感のある人は価値達成タイプである。

過程を楽しめない。生きることを楽しめない。


価値達成タイプは上に伸びることばかりを考えて根を張ることができない。根を張ることは眼に見えないことだからである。上に伸びることは眼に見える。

価値達成タイプの人は、眼に見える成果がほしい。それが不安を沈めてくれる。

従って、何かものすごい困難に出合ったときに乗り越える力ができていない。台風には耐えられない。

価値達成タイプの人はいつも焦っている。早く成果を上げようとするからである。早く成果を上げて安心したいからである。

しかし成果というのはあくまでも上に伸びることである。どんなに成果を上げてもそれで安心はできない。達成感は生まれない。

価値達成タイプの人が「今日は一日無駄なことばかりをしていた、何も目に見える成果を上げられなかった」と感じて焦っているときには、その一日が実は根を生やすことをしていた一日と考えたほうがよい。

成長欲求が満たされない→不満→成長動機を持つ→欲求達成タイプになる→自己実現している人になる。

この欲求達成タイプは根を張るから台風に耐えられる。


基本的欲求が満たされている人には心の支えがある。

基本的欲求を満たされない人はまず心の支えを得ようとする。

恋愛も仕事も心の支えをもとめる行為である。しかし価値達成タイプの行為は心の支えにつながらない。

▼「したいこと」をすると人生が変わる

不安な人には本当の欲求がない。

長いこと不安で生きてくると、自分が本当にほしいものが分からなくなる。本当にしたいことが分からなくなる。

「私はこれをしていれば良い、後はいらない」というようなものがなくなる。

これをしていれば満足だというようなものがなくなる。

不安な人は、不安を解消すること以外は、何をしていても「こんなことをしていられない」となって焦ってしまう。

しかも、今の生き方の姿勢を続ける限り何をしても不安はなくならない。

燃え尽きる人などは長いことそうして生きてきた。本当にしたいことが何もないという状態で頑張ってきたのである。

「したいこと」とは、成功しても失敗しても、それをしている時間を無駄と感じないということである。

長いこと不安な気持ちで生きているうちに、本当に好きな人も、本当に好きなこともなくなってしまった。

心の支えのない人は不安に駆り立てられながら生きてきた。

不安に駆り立てられながら生きてきた人と、自分のしたいことをして生きてきた人では、人生に対する考え方はまったく違っていておかしくない。

表面的には同じ人生を生きているように見えても、心はまったく違った人生を生きているのである。

両者では「生きる」ということがまったく違った意味を持っている。

行動ではなく、その動機を変える

成長動機で動いている人は、「他人に頼ることが少いので、両向的になることは稀で、不安や敵意も、賞賛や愛情を求めることも、少いのである[註48]」。

他人に頼れば、他人は自分の望むようには動いてくれないことが多いので、不満になる。他人に依存すればするほど、同時に他人に不満になる。つまりアンビバレントにならざるをえない。

「環境からの相対的独立は悪運、厳しい衝撃、悲劇、ストレス、損失といった外的な逆境から、比較的影響を受けることが少い[註49]」ということを示している。

欠乏動機で動いている人は、「私はこうしたい」という自立した願望がない。自発性、能動性がない。つまりProactive《プロアクティブ》ではない。

成長動機で動いている人は「あの人にこうしてもらいたい」という依存的願望は少ない。Reactive《リアクティブ》ではない。「あの人にこうしてあげたい」という自立的願望で動いている。

いつまでもぐずぐず悩んでいる人に、「で、あなたは何をしたいのですか?」と聞いてみる。

すると「ですから、妹が……」と始まる。

そこで「いいえ、妹ではなく、『あなた』は何をしたいのですか?」と聞いてみる。

するとまた「ですから、ですから、主人の妹が……」と続ける。

どこまでいっても依存的欲求だけなのである。

▼「いい人」を演じてはいけない

「欠乏動機の人間は、（中略）『利害関心』、必要性、執着、願望が一段と強い」[註50]。それを抑えて「いい人」を演じるから疲れる。いい人を演じているが、心に無理がある。

必要性が一段と強いということは自発性がないということである。

執着が一段と強いということは能動性がないということである。

「人は、全体的、多面的な独自の個人としてでなく、役立つかどうかの見地からみられるのである[註51]」

そこで相手は代替可能な存在になる。

従って長い人生で人間関係が段々と積み上がっていかない。

つまりストレスのバッファーが生まれてこない。

欠乏動機で生きている人は一目惚れをする。しかしすぐに絶望する。相手を「自分にとって役に立つか立たないかという視点」からしか見ていないからである。

熱しやすくて冷めやすい。これは心に問題を抱えている人の特徴である。

従って長い人生で人間関係が段々と積み上がっていかない。

成長動機で生きている人は、多面的に人を見るので、一目惚れはしない。

熱しやすくて冷めやすいこともない。従って長い人生で人間関係が段々と積み上がっていく。長年のつきあいというのが出てくる。「この人でなければならない」という代替不可能な人が出てくる。

他の人では代えがたい人が出てくる。

その人間関係がストレスの緩和になる。「この人」が、ストレスのバッファーになる。

要するに大人になれば大人になるほどストレスのバッファーが増えてくる。

成長動機で動いている人とは、エレン・ランガーの言うマインドフルネスであり、アドラーの言う共同体感情を持っている人でもある。


欠乏動機で動いている人は、誉めてくれれば、相手は「いい人」になる。相手を好きになる。

逆に誉めてくれなければ、相手は「嫌な人」になる。

好きになった人が自分のほうを向いてくれなければ恨みを持つ。好きになること自体が、自立的ではない。相手が依存的欲求の対象だからである。

得すれば嬉しいし、損すれば悔しい。従って人間関係から心理的な影響を受けやすい。

欠乏動機で生きている人は、人間関係が積み上がっていかないから人生はストレスになる。

欠乏動機で動いている人は、大人になってもストレスのバッファーは増えてこない。

▼「人知れず」が自信につながる

ストレスのバッファーが増える人と、増えない人の違いはどこにあるか。

それは今書いた成長動機と欠乏動機の違いであるが、ストレスのバッファーが増える人は、人の眼に見えないところで頑張っている。

欠乏動機で動いている人は、とにかく人に認められたい。人から認められたくて頑張っている人には、大変難しいことであるが、一度人の眼に見えないところで頑張ってみる。騙されたと思って頑張ってみる。

それともう一つ、人知れず「満足をした」という体験をすることである。

すると自分のなかで「何かが変わった」と感じるかもしれない。

SOCのある人とか、レジリエンスのある人は皆人知れず頑張っている。人知れず満足を体験している。

そして「人知れず」が自信につながっている。

私はあるときにある人から言われた。

千里の波頭を飛ぶカモメは低く、低く飛ぶ。

要するに高く飛ぶ鶴は撃たれるというのである。

それ以後注意して人をみていると、ＳＯＣのある人とか、ハーディー・パーソナリティーの人とか、レジリエンスのある人とかストレスに強い人は皆、低く、低く、低く飛んでいる。

そして人知れず頑張って、人知れず満足している。

本当に自信を持とうとする人は、決して人に見せるために高くは飛ぼうとしない。

そういう人は、当たり前のことであるが、人から低く評価されることを怖れない。だからストレスに苦しまない。

自分を「実際の自分」以上に見せたいと思えば思うほどストレスは高くなる。

劣等感の深刻な人は、「実際の自分」以上に人から評価されれば、嬉しい。しかし結果として毎日は、よりすごいストレスに晒される。

では逆に「実際の自分」以下に人から評価されれば、どうなるか。

そこでストレスが低くなるというなら良いが、低く評価されても悔しくてストレスは高くなる。

どちらにしてもストレスは高くなる。

ストレスのバッファーのある人と、ストレスのバッファーのない人では、生き方が違う。

価値達成タイプと欲求達成タイプの違いである。

ストレスの凄さに苦しんで、生きるのがつらくて壊れそうな人は、より強く、より高くという生き方から、「人知れず」という生き方に変えることである。

たとえば、冷たくておいしい水が飲みたいという欲求に目覚めれば、それがストレスのバッファーになる。

「今日は数少なくなった雷鳥を見ました、子連れでした、今日は良い日だった」と思えれば、それがストレスのバッファーがあるということである。

心理的に健康なスポーツの選手が栄光を目指して頑張るのと、神経症者が栄光を目指して頑張るのとは違う。

その違いは、努力する行動にあるのではなく、努力の動機にある。

両者の違いは行動特性の違いではなく、性格特性の違いである。

ストレスで壊れそうになっている人は、行動を変えるのではなく、行動の動機を変えることである。

ダメを認める勇気を持つ

正しい情報を持ち、決定的な違いを生み出す可能性のある決定を自らが下すことができるという感覚、これが「自分がコントロールしている」という感覚である。

これがSOCのマネージアビリティである。

マネージアビリティとは「対処すること」である。

乗ろうとしていたバスに乗り遅れて会社に遅刻するという理由で、会社を休んだ人がいる。

彼は起きたことに対処できない。SOCの低い人の典型である。

うつ病者にはこれがない。対処すれば対処できるのに、「ダメに決まっている」と言う。

起きたことに圧倒されて、対処するまで気がまわらない。

ダメかもしれないけど、とにかくやってみる。

これがSOCのある人であり、ハーディー・パーソナリティーの人であり、レジリエンスのある人である。

困難に遭遇したときに、「どうしたらできるか?」を考えるのが対処能力である。考える前に嘆く、これがストレスに弱い人である。

セリグマンの言う学習性無気力は、対処能力を奪われた心理状態のことである。

権威主義の人に育て得られた恐ろしさ、服従の恐ろしさは、対処能力の喪失である。服従して生きてきた人は対処能力を奪われている。

「情況を受け入れる――これが、情況に対処する第一歩です[註52]」とシーベリーは述べている。

まず「このままではだめだ」ということを受け入れる。

ある悲惨な人生を送った人は、「自分には自信がない」ということを絶対認めなかった。

現実を認めない人は対処能力がない人である。

その人はまず人を批判することで自我価値の剥奪から逃れようとする。その人はとにかく人を批判することから始まる。

「あいつはまだまだ、人間としての幅がない」と偉そうなことを言う。

これは「酸っぱいブドウ」の防衛的言葉である。自分は葡萄が採れないと認めたら、自我価値の剥奪が起きる。

その男性は、高齢になったとき突然「俺は自信がないんだ！」と叫んだ。

そういう人が本当に求めていたのは、社会的な力である。

その高齢の男性が突然「俺の友達は、日本を支配しているんだ！」と叫んだ。

このことは、神経症的自尊心があると、困難に「対処できない」ということを示している。

現実を認める、これが勇気である。

▼断念することも対処である

人にはいろいろな運命がある。

両親が離婚したうえに、母親から絡まれて苛《いじ》められた女性である。

その人は小さい頃から不安定性愛着である。つまり安心できなくて、人に絡む。

彼女の成長した環境は、恵まれた環境ではない。それを受け入れる。

この女性にとって対処とは、「もう母親には近づかない」ということである。

この人は産んでくれただけの人。きっぱりと線引きをして母親を見る。

いつまでも母親を恨んでいたのでは、死ぬまで人生は開けない。

家族以外にも心の温かい人がいる。家族だけが人生ではない。本を読めば良い。

この女性はイヤな人と関わらないようにしている。これは対処能力である。

ほうっておく。追求しない。それができるのは能動性のある人である。

ある人は、「『関係ない！』と本当に思えるようになりました」と言った。それは小さい頃に、親に見捨てられた人である。

断念も、立派な行為である。

「この断念行為は偶像視とまた同時に絶望から人を守る唯一つのものでもあります[註53]」

人は断念を通して自立できる。

「そしてこれこそ最後に残された出口[註54]」

親の愛を断念して、親とは余り会わなくする。

これは対処であり、能動性、自発性、プロアクティブである。

いつまでも親を恨んでいるのは、受け身であり、対処能力なしである。

▼悟りを求めると、逞しくなる

嫌いになってはいけない人を嫌いになった。好きになってはいけない人を好きになった。こんなときにどうするか。

「私は本当の願望を抑圧しない」と決意するのも対処である。つまり本当の感情を無意識に追いやらない。修羅場《しゅらば》を覚悟する。

苦しくてどうにもならないときに、何とか「この苦しみを乗り越えたい」と思う。

「どう考えればこの苦しみを乗り越えられるか」と模索する。

「どうしてこの心の動揺を抑えることができるか」と悩む。

「次から次へと降りかかる災難にどう対処したらいいのか？」とその方法を模索する。

そんなときに人は「悟り」を求める。

悟れれば、この苦しみを逃れることができると思うからである。

そこで眼をつぶり、心を鎮めようと必死になる。

そしてそのときがどんなに苦しくても、その苦しい一刻一刻で人は真に鍛えられているのである。

「悟る」ということは「逞《たくま》しくなる」ということである。

ただ生きていることが価値あることではない。

苦しくてどうにもならなくて、「悟り」を求めて生きているときに、ただ生きているというだけで価値があるのである。

それがおそらく実存分析のフランクルの言う「態度価値」であろう。

フランクルは創造的価値、体験価値、態度価値という3つの価値があることを述べている。

態度価値はいかに宿命に耐えるかということである。運命にどういう態度で立ち向かうかということである。そしてそれが最高の価値であるとフランクルは言う[註55]。

自らの運命の重さに、過酷さに耐えて生きているときには、生きているということ自体が価値あることなのである。

運命が過酷でないなら、どうして生きていること自体に価値があることになろう。

生きていることが過酷であれば過酷であるほど人は物質的な価値から離れていく。心のあり方に価値をおくようになる。

▼「心の杖」を持つ

「これさえあれば耐えられる」というような「これ」は、最終的には物質的なものではなくなる。

それは時に「ある思い出」であるかもしれない。あるいは「ある人が、こう思っていた」ということが分かったということかもしれない。

それは札束ではなく、ある紙切れであるかもしれない。

艱難辛苦《かんなんしんく》に際して、悟りを開くまでには至らなくても「この苦しみは神が私に与えてくれた試練だ」という視点がないと、もの凄い苦しみは乗り越えられない。

体験から価値を見いだす、それがSOCのある人であり、ハーディー・パーソナリティーの人であり、レジリエンスのある人である。ストレスに強い人である。

いずれにしても人は厳しい試練のなかで、生きていくための杖を探す。心の杖を必死でもとめる。

そのときに人は物質的価値から離れていく。苦しければ苦しいほど人は物質的な価値から離れていく。

どんなに権力や名誉やお金があっても、人は「この苦しみのなかでは生きていかれない」と思う。そのときに恐らく権力や名誉やお金の無意味さを知るのであろう。

おそらく最高の権力者がお酒に溺れていくときに、その権力者には「心の杖」がない。

「心の杖」がないということのもろさはいろいろな形で露呈してくるのであろう。

心の杖こそ、高いSOCであり、ハーディー・パーソナリティーであり、ACE性格であり、レジリエンスの核である。

自分の進む道を見極める

誰にでも「これでいいのだろうか？」と迷うことがある。

そのときが危険なときである。

剣豪宮本武蔵にしても生きることに迷った時期があった。

「活路は、今歩いている、この道こそ、拙者にとっては活路です」とは『宮本武蔵』の言葉である。[註56]

活路とは、どんなことがあっても今を信じて貫くことだという。

たとえば、野球のピッチャーは、どんなに調子が悪くても投げることのなかで光明を見いだすという。

フランスの画家のマチスは行き詰まったとき、画《か》くことで苦悩から乗り越えたという。

仕事も勉強も同じ。「どうしたらいいのだろう」と悩む前に続けること。

「これがいいだろうか」「もしかしたらもっと良い方法があるのではないだろうか」と考えたときは、そのことを続けること。その続けるなかで思いもつかない発想が浮かぶ。未来は今の生き方で決まる。道を切り拓くためには、自分を信じて、今歩いているこの道を歩き続けることである。

たとえ険しくても苦しくても最後まで歩き続けること、それが「活路」となる。

そのうちに自然と先が見えてくるときがある。変えるべき未来の姿が自然とイメージできてきたときには、迷いなく変えることができる。

「今がつらいから」ということで何かを変えることは危険である。

これから先の姿がイメージできたときが変える行動を起こす時期である。

それまでは頑張って歩き続けることが「活路」である。

▼道を判断する2つの基準

自分が間違ったコースに入ってしまったか、正しいコースを歩いているかを、どこで判断するか。

次のような心理状態になっていたら今の道を歩き続けてはならない。

一つの判断基準は、人のことを自分がどこまで蔑んでいるかである。

間違ったコースに入ってしまったときにはつらいから、どうしても自分と同じコースを歩いていない人を軽蔑する。

大学院で勉強していて、「学問のない人はダメだ」と思っていたら、間違ったコースに入ってしまった可能性がある。

学問することが自分に適していれば、そうは思わない。

自分と違う人を「ダメな人」と私たちは思いがちである。そして自分にできることを、人がしないと「どうしてしないのだ」と相手のやる気のなさを責める。

もう一つの基準は、間違った道を歩いている人というのは、優れた人物を見いだすことができないということだ。心がふれあう人を探せない。

ダラス・カウボーイズのコーチだったトム・ランドリーは次のように述べている。

「私はだいぶ前から自分が何をコントロールでき、何をコントロールできないかを判断しようとしている。そして自分がコントロールできないことについては悩むことを止めた」[註57]

第二章

ストレスに意味を感じる

第三条件は、困難に「意味を感じる」こと

どのようなトラブルであっても「この問題の核心は何か？」ということをつかまなければならない。

そしてそれに対処しなければならない。

SOCの3つめの要素はミーニングフルネスである。

ミーニングフルネスとは、その人が人生をどこまで意味あるものに感じられるかである。

そして最後にそれは乗り越えるに価するものであると信じられるかどうかである。

それを信じられる者はストレスに強い。ねばれる。心が折れない。

この困難は乗り越えるに価するものと信じられるから困難と戦える。

この意味を感じる人が強いというのは、レジリエンスとも共通している。

「こんなことをしていてもしょうがない、こんなことをしていても何の意味もない」と思えば、直面する困難とは戦えない。

そう感じたら途端に心は折れる。

「こんなことをしていてもしょうがない、こんなことをしていても何の意味もない」と無意味感に苦しむのは、自分自身の意志でそのことをはじめていないからである。

何回も説明しているが、ここでも自発性と能動性の欠如がその原因である。

逆に言えば、とにかくストレスに打ち勝つためには自発性と能動性が必要なのである。

▼苦労の意味づけができる人

もう一度SOCを私なりに定義して整理すると、自分が出合った困難の本質を理解し、それに自分の力で対処しようとし、その困難を乗り越えることに意味を感じることである。

具体的に言えば、次のような人がSOCの高い人だろう。

何か苦しいことに出合ったときに、次のように言えるような人である。

「このところ毎日嫌なことばかりが起きてきます。でも今の私にはこの苦しさは必要なこでいるだけのことがある。


とです。今までの『つけ』です」

「大変なトラブルでつらい！」と感じているが、実は単に「大変なトラブル」と思いこんでいるだけのことがある。

私たちがトラブルで落ち込むのは、こうした単なる「思いこみ」のときがある。

もう一つは、今までの生き方の「つけ」ということがある。

ある人が夏の終わりに手紙をくれた。その人はその夏にいろいろな苦しいことがあった。


「今年の夏の苦しみは私のいままでの生き方の『つけ』でした。いままでいい加減に生きてきた垢です。だからじっと時期の通り過ぎるのを待っているのです。

これも人生です。

今の私にはこうした苦労が必要なのです。きっと後になったら感謝することだろうと思います。

本当に何もできなかった夏でした。今、窓の外にこうこうとお月様が輝いています。

秋の月は大好きです。1に反省、2に反省、3、4、がなくて5に反省が今の心境です。

私はしばらく苦労、苦労を重ねようと思っています」

こう考えれば苦労は乗り越えられる。苦労することの意味づけができている。

この人の考え方からすれば「悩むこととはいいこと」である。

なぜか？

「罪の償い」という言葉がある。この人の考え方を敷衍《ふえん》すると、償いが、つまり悩み苦しむことなのである。

毎日イヤなことがある。そのイヤなことに耐えることが「償い」になる。

「今、自分は汚れている雪だるま」なのである。悩むことでその雪だるまの汚れがとれていく。

汚れを取るためには、身をけずるか、新雪がふるのを待つかである。

そのように悩みを解釈できれば悩みには負けない。悩むことに意味を感じられるからである。

意味を感じなければ持久力がゼロになる。そのときにモラルが失われる。

一日悩むことで、一日の悩みぶんだけ自分は美しくなったと思える。一日の悩みぶんだけ過去のつけを返せたと思える。

そう思えればモラルが高くなる。

▼対処しない理由づけはするな

今悩みが出たことは、その原因が過去にある。

今、その原因が分かったことは幸運と思わなければおかしい。だから今解決しないともっと大きな問題になる。

結論は、「苦しい今を逃げてはいけない」ということである。

目的が定まって「待つ」のはいいが、目的がなくて、「大丈夫だろう、大丈夫だろう」と今を刹那的に生きると人間関係のトラブルは時とともにさらに大きくなる。

車でも「まー、いいだろう」と目を閉じたときに大きな事故が待っている。車を運転していて、ここは安全だからいいだろうと目を閉じると事故になる。

眠くなったときには寝る。「あとで寝る」のではない、今、寝る。

「後で、後で」が事故の元。

人間関係で「何か変だ」と思っても、「まー、大丈夫だろう」と解釈している人がいる。

すると、やがて大きくなった「つけ」がくる。

今、何も対処しないことの「理由づけ」をしてはいけない。

合理化は自分に負けているということである。合理化とは、自分のイライラの感情から子どもに暴力を振るいながら、これは「しつけだ」というような言い方をすることである。

面倒臭くなったり、疲れてくると「もういい」という気持ちになる。

しかし残念ながら、時間をおくと小さなトラブルも恐竜になる。

今なら何とかなる。

その今を「大丈夫だろう」と、安易な道を選ぶと人生は破滅する。


自分だけよい子になってうまくトラブルを起こさないとか、とにかく自分に被害がこないようにするとかいう利己主義的生き方をしてきた人がいる。

そしてそれが何とか、今までは成功してきた。

そのときには、その人の利己主義は他人から見て分からない。しかし時が経ってくれば、その人のことが分かってくることもある。

そうすると「えー、あの人そうだったの、知らなかったー」となる。

そうすると当時の関係者から恨みを買う。

そうなったときに人間関係で大きな「つけ」を払うことになる。

今、悩んでいる人が悩んでいることは、過去のこうした判断基準のない安易な生活態度がもたらしたものである。

もしそうなら、先の手紙の人のように「私はしばらく苦労、苦労を重ねようと思っています」というように「覚悟して」トラブルを受け容れるしかない。

これは過去の「つけ」だと思うことは、今の苦しみを「これは仕方のないこと」と納得したということである。

それが、ベラン・ウルフの言う「悩みは昨日の出来事ではない」という意味である。

今の苦労を納得できれば、苦しみは半分になる。納得すると苦しみは和らぐ。

納得できないと苦労は倍に感じられる。

納得するということは、状況に対する立派な対処である。

「心の砦」を築いて生きていく

「心の砦」がなければ、現実の社会は生き抜けない。

では「心の砦」を築くにはどうしたらよいか。

イヤな奴に会ったときには、「この人は何を自分に教えるために、自分の前に現れたのか？」ということを考える。

何かを教えるために神が自分に会わせたのだと考える。

自分に何を勉強することを促しているのか？

何が自分には足りないと教えているのか？

それらを考える。

そうするとその苦しみの意味が見えてくる。意味が分かれば人は耐えられる。

SOCの要素の一つはミーニングフルネスであるが、自分のしていることに意味を感じることはストレス耐性としては極めて重要である。

▼「自分のこと」に集中する

同僚であってもいいし、上司であってもいいし、専業主婦でもいいし、学生であってもいいが、人は実際の私に接して私を評価する。

その評価に耐えられなければ私のストレスは強くなる。

つまりもっといい評価を得ようとするから、教授であれば講義することもストレスになる。作家であれば書くことも、ストレスになる。

「つまらない講義」と言われようが、「つまらない本」と言われようが、それが「実際の自分」なのだからどうしようもない。

そう思っていれば、書くことも講義することもストレスにはならない。ただ自分のできることを精一杯するだけである。自分のすることに集中する。

では、なぜ自分の講義を学生が「つまらないと思っているのではないか?」と不安になるのか。

それは自分が自分の講義をつまらないと思っているからである。もっと言えば講義の内容に自分が興味と関心がないからである。

自分の講義を受講する学生が少なくても気にしない教授と、気にする教授といる。ストレスに苦しむ教授は後者のタイプである。

前者がなぜ気にしないかというと、あるいは気にしてもストレスにならないかというと講義の内容に自分が興味を持っているからである。自分が興味を持って講義をしているからである。

別の表現をすれば、自分がすることに意味を感じているからである。講義は自分のエネルギーを投資するのに価すると思っている。

つまりSOCが高い人である。

同じことをしていても、SOCの高い人と低い人ではストレスが違ってくる。

学者の場合で言うと、人から認められるようなテーマを研究テーマとして選ぶと長い間には挫折する。受け身の態度の人である。

ストレスのある長い職業生活で、途中で心が折れない人は、自分の関心を追い求めた人である。

そのとき、そのときで脚光を浴びるようなテーマを追い求めた学者は途中で挫折する。

SOCの高い人は脚光を求めない。レジリエンスのある人は栄光を求めない。ハーディー・パーソナリティーの人は名声を求めない。

皆、能動性のある人である。

フランクルは「意味への意志」ということを言っているが、「意味への意志」が強い人は途中で心が折れない。

途中で心が折れる人は、社会的成功と社会的失敗の軸しかない人である。

「自分の人生の意味を知る人――そういう人だけがすべての困難を最も容易に克服することもできるというわけです」[註58]

意味への意志と同時に、意味を感じる能力があるかないかということが、心が折れるか、折れないかには重要である。

私は意味を感じる能力は、恐怖の学習によって破壊されると信じている。

だから自分の過去の恐怖の学習を洗い流す作業が必要である。

人は、単にある状況で感じたに過ぎない恐怖を、別の状況の経験に転移してしまう。その自分の心の落とし穴を自覚することである。そしてその恐怖感を再プログラムすることである。

第四章

ストレスに負けずに生きる

身勝手の言いなりになってはいけない

依存心が強いとコントロールの感覚は持てない。

依存心が強いということは「してもらう」ことばかりを考えているからである。「もらうもの」しかない。

「自分が何かをする」という感覚がない。

「これは自分のもの」という感覚がない。

二匹のラットをゲージに入れて電気ショックを与える。一匹のラットはレバーを押すとその電気ショックを止められる。そのレバーを押すと両方のゲージの電気ショックが止められるようになっている。

つまりラットは同じ量の電気ショックを受けている。

しかし自分で電気レバーを押して電気ショックを止めることのできるラットは、脳内変化が起きなかった。

しかし自分がレバーを押して電気ショックを止められないラットのほうは、脳に変化が起きていた。[註59]

うつ病になるような人は、こうしたストレスを小さい頃から感じて生きてきた。つまり自分の力ではどうしようもないストレスのなかで生きてきた。

戦場で生まれて、戦場で育ったようなものである。

もう休んでよい。もう心の帰還兵になってよい。

帰還できなければ野戦病院に入る気持ちになるのでもよい。

倒れる人は、ストレスに弱いのにまだ戦っている。

野戦病院に入れば、安心してモルヒネが出る。

心が癒やされる場所にいれば、身体も変わる。安心感でモルヒネが出る場所を見つければよいのに、まだ戦場に行こうとする。

ストレスに弱い人なのに、まだ戦っているのがうつ病者である。

充分に野戦病院に入るだけ、心は傷ついている。

▼我慢は対処ではない

私たちはいったん絶望すると流れに抵抗しなくなる。それがどんなに不当なことであっても、「なるがまま」にされてしまう。

つまり相手の言いなりになる。

抵抗すれば抵抗できることでも抵抗しなくなる。抵抗するエネルギーがなくなっている。

そして周囲の不当な力に押されて被害を甘受するようになる。

横暴な人が勝手な真似をする。その被害に遭う。横暴な人は相手に被害を与えながら、そのうえで相手を非難する。

しかし非難を受けた人は横暴な人に抵抗しない。

従順な人は、ずるい人や搾取タイプの人の言いなりになり、抵抗しない。

「やられっぱなし」という表現がピッタリくるような行動をしてしまう。

小さい頃から周囲の人の言いなりになって生きてきたことの恐ろしさである。

小さい頃から権威主義的な親に従順を強いられた子は、その後も何事も周囲の人から言われるままに流されて生きてきている。

そのうちに幸福になる力そのものを失ってしまう。

従って大人になっても難事に対処できない。難事に自分の力で立ち向かった経験がない。従って、ただ我慢するということでしか対処できない。

しかしただ我慢することは本当の意味での対処ではない。


日本では依存症的人間関係という言葉を聞かないが、アメリカの本ではよく出てくる。それを取り扱った著作もたくさんある。

つまり依存症的人間関係とはアルコール依存症と同じである。

アルコール依存症の人は、アルコールが自分にとって良くないと知りながら、飲まないではいられない。

依存症的恋愛関係の場合には、どんなに虐待されてもその恋人から逃れない。

英語の本を読んでいると、惨《みじ》め依存症という言葉も出てくる。

アルコール依存症の人がアルコールにしがみつくように、惨め依存症の人は惨めさにしがみつく。

どんな種類の依存症であれ、依存症になると完全に対処能力を失う。

先のセリグマンの犬の実験である。

幼児期に一度逃れることのできない電流を体験すると、成長してから電流を体験したとき、飛び越えられる塀でも逃げようとしないという。

これをセリグマンは学習性絶望感と言っている。[註60]

床に電流が流れたときに、塀を飛び越えれば飛び越えられるのに、飛び越えない。

つまり床に電流が流れたという事態に対処しない。

それが絶望した犬である。

人間もそれと同じで、かつてひどい目に遭った人は、今の難事に自分の力で対処できるのに、何も対処しないで自滅していく。

いわゆる「良い子」が社会的に生きていけないのは、困難に際して自分の力で対処しようとしないからである。

小さい頃、権威主義的な親に従順に生きてきたように、大人になってから身勝手な人の言いなりになる。損害を甘受してしまう。

横暴な人から怒鳴られる。横暴な人の言うことなど聞く必要がない。それなのに大きな声で怒鳴られると、言うことを聞いてしまう。

ライオンを恐いと思ったら、ライオンのほうは、その怖がっている相手に、自分の好き勝手なことをする。

恐いと思ったほうは、自分に無理をしてライオンを喜ばすことをする。そして心理的にも生活面でも、相手が中心になる。

逆にライオンを恐いと思わないサルがライオンを好きになる。どうなるか。

そんなサルは「サルはこんなことをするんだよ」とライオンに教える。

サルは、ライオンではなく自分が中心になる。

親子でも同じことが起きる。

子どもが親を恐いと思ったら、情緒的に未成熟な親は、その怖がっている子どもに、自分の好き勝手なことをする。

孤独に耐えられる人が、ストレスに勝つ

ある神経症から治った人が昔を思い出して語った話である。
大学受験のとき、前日のストレスがものすごかった。
あれだけ激しいストレスだったのは孤独だったからだと、後で気がついた。
家族はいなかった。友人もいなかった。
皆、形だけの人間関係で、心のふれあいがない関係だった。
周囲の人は皆、自分が落ちることを無意識では望んでいた。
そして周囲の人は、皆自分に対して優位に立ちたいというのが本音の願望であった。

さらに世界が狭かった。受験がすべてだった。つまり社会的接触がなかった。
社会的指示がなかった。

そして合格がすべてという歪んだ価値観であった。

ものすごいストレスであった。

周囲の人の願望はもちろん矛盾していた。

一方では、世間に対しては自慢したいから、彼の合格を望んでいた。

しかし他方で、彼が不合格になって惨めになることを望んでいた。

周囲の人は、その矛盾した願望を彼に突きつけていた。


会社の面接試験のとき。

彼は、誰も信じていなかった。

競争は最も近い人でもあった。不合格になるかもしれない。彼はその自我価値の剥奪に怯えていた。

この自我価値の剥奪がストレスの原因であった。

彼が神経症から回復するためには、そうした理解が大切であった。

ストレスなしで受験した人もいたに違いない。

これでは競争にならない。

ゴルフで言えば、ハンディなしでプロとアマがゴルフをしているみたいなものである。
神経症者は人とつながっていない。それが近い人との関係で表れる。[註61]
ふれあえればストレスに強くなれる。
孤独の人ほどストレスの感じ方が強い。
それは劣等感にも通じる。

今すごいストレスで体調を壊している人は、「あの親でなく、あの友人でなければ、僕にはあのものすごいストレスはなかった」、そう思えないだろうか。

ストレスに弱い人は、あのとき、周りの人が違っていたらあのストレスの時代もなかった、そう思えないだろうか。

そしてその周りの人達は、すべて自分が選んだ人達だった。親は選べないけど友人は選べた。

ストレスに苦しんでいるときに、周りにいろいろな人達はいたけれども、心がふれあう人は誰もいない。

多くの人に囲まれながら、心はたった一人で生きていた。

ストレスに耐えるとはある意味で孤独に耐えるということでもある。

高いSOCというのは、心のふれあいのある人がいるということである。

ここまで生きてきたことは「すごいこと」である

今自分の過去をふり返って、自分が孤独であったと思う人は、自分はストレスに耐える力が超人的だと思ってよい。

心のふれあいのないままに、つまりストレスのバッファーがないままに、とにかく人生の諸問題を形だけにしろ、とにかく今まで乗り越えてきたのである。今まで死なずに生きてきたのである。

それはものすごいことである。

自殺しなかったのは奇蹟に近い。不眠症になって不思議ではない、うつ病になって不思議ではない、自律神経失調症になって不思議ではない、偏頭痛になって不思議ではない、無気力になって不思議ではない。

でも、とにかく生きてきた。

良い人間関係のなかで生きてきた人とはまったく生きてきた世界が違う。

ストレスから不眠症になっている人は、心のふれあいのある人たちと、自分を比較してはいけない。それは鷹とモグラを、飛べるか飛べないかで比較するようなものである。


焦るのも、ストレスがあるからである。人は安心する場所がないから焦る。今ここにいてはいけないと、無意識にそう感じるから焦る。

周りが敵でなければ焦らない。

早くこの状態を抜けたいと思うから焦る。

そのように感じる神経回路が、自分のなかにできあがっている。

外からの刺激は、その人の神経回路を通ることで、刺激が元々持っていた内容とは変わったものになってしまう。

外からの刺激は、それほどすごいものではない。それがその人の脳の神経回路を通ることで、ものすごいストレスに変わっている。

▼人間関係を変える

ストレスに耐える能力はコミュニケーション能力である。

コミュニケーション能力があれば人生の諸問題を解決できる。

それはアドラーの言う意味と同じであろう。

アドラーは、社会的感情がなければ人生の諸問題は解決できないと述べている。

1979年スリーマイル島の原子力発電所で炉心溶融《ろしんようゆう》が起きた。

放射性ヨードの放出量が少なく、家畜への被害もほとんどなかった。人命は失われなかった。

それにも、かかわらず社会的影響は大きかった。

事故があった後、心理学者のアンドリュー・ボームがその周辺の住民について調査したところ、強力な社会的支援のある住民は、そうでない者に比べてアドレナリンの生産量が少ないことが尿検査の結果から分かっている。

アドレナリンはストレス・ホルモンのなかで最もよく知られているものであろう。

つまり脅威にさらされたときに体内で分泌されるものである。

社会的関係の強い人のほうがそのアドレナリンが少なかったのである。

同じ島のなかで起きた同じ事件である。それに対して人々が感じるストレスは違った。

同じ事件に対して人々の放出するストレス・ホルモンの量は違っている。つまり社会的支援が十分でない人は、十分な人に比べてストレスを感じることがすごい。

現代は孤独で不安な時代である。社会的支援は少ない。つまり、昔以上に危険に対する反応は大きい。

ますます人はストレスに弱くなっている。

今は不安の時代である。

社会的支援は直接体に生理学的な効果ももたらす。社会的支援が十分でない人は、十分な人に比べてストレスを感じることが多い。

▼「励ましてくれる人」があなたを変える

すごいストレスに囚われたら、「もっと別の視点で考えよう」と言い合える仲間がいる人は幸せである。

エレン・ランガーの「Mindlessness《マインドレスネス》」とは、もっと別の解釈のしかたがあることを考えることである。

誰でも、何の苦もなくストレスに強い人になれるわけではない。

励まし合える人、親しい人がいればストレスは乗り切れる。

苦しいときこそ自分の人生を見つめ直すときである。

人生に行き詰まったときは、何よりも自分の人間関係を見直すときである。

よく新しい気持ちで人生をスタートさせる決意として「生まれ変わった気持ちで」とか、「根性を入れ直して」とか言う。

生まれ変わるとは、具体的には「今の人間関係を変える」ということである。

生きるのがつらい、ストレスに押しつぶされる、もう生きていかれないというときに、今の冷酷な人間関係をそのままにしていては、生きる道は開けない。

まず第一点は、その人々があなたを励ましているかどうかということである。あなたに生気を蘇らせる思いやりがあるかどうかということである。
愛情のある人とは、相手を励ます言葉を言うかどうかである。

論語に「子の曰《いわ》く、これを愛して能《よ》く労すること勿《な》からんや」とあるが、これは愛するからには励まさないでいられないという意味であろう。

斜に構えた人達は努力しないで欲しいものを手に入れようとする人達だから、お互いに努力するように相手を励まさない。

そういう人達は「生きよう、頑張ろう」がない。

人はふれあうことで心が鼓舞される。

表面的に交際上手で社交的な人というのは、裏の社会の知識等をひけらかし、最初は人あたりがいいので、若者などはいい友人・先輩と混同する。

普通の人は、憂鬱になっている人を見て「善意」から励ましてしまう。

「今日は晴れているから、ジョギングでもしてきたら」と言ってしまう。

しかし憂鬱になってじっと座っている人は愛を求めているので、スポーツをして汗を流すことを求めているのではない。

「ノイローゼの力学をよく知った人なら誰でも、ノイローゼの治癒は教育や精神の視野を拡げることや、人間的な共感をまし加えることや、現実の障碍に立ち向う勇気をもたせることによるものであるということが理解できるにちがいない」[註62]

期待をかけられた人は苦しむ

アドラーの言う社会的感情があればストレスは軽減する。

社会的感情の中核は、励ましといたわりである。

SOCの低い人、ストレスに弱い人は、励ましといたわりのない世界で生きてきた。

それは「孤立と追放」の恐怖感に苦しめられながら生きてきたということである。

抑圧という対処をしてしまった。つまりつらい感情を無意識に追いやって、そのときを何とかやり過ごした。

しかしその人が「孤立と追放」に怯えていれば、抑圧という対処をするだろう。

SOCが高い人は、敵対的な世界で生きているのではない。周囲の人が味方の世界で生きている。

SOCの低い人は「孤立と追放」の恐怖に怯えながら、非現実的に高い期待というプレッシャーに苦しんでいる。それがまさにストレスに弱い人である。

ストレスのバッファーは何もない。

「孤立と追放」の恐怖に怯えながら、非現実的に高い期待をかけられている人を考えてみる。

自我の強さ、文化的安定、社会的支持などは一切ない。

たとえば、名門の家に生まれて、脅威志向が高くて、有名大学合格から超エリート・コースという非現実的に高い期待をかけられている人を考えてみる。

異常なストレスに晒されているのではないだろうか。そういう人にとって、有名大学合格から超エリート・コースが「孤立と追放」を免れる唯一の生き方である。

大王製紙元会長の井川意高《いかわもとたか》は東大法学部を卒業してギャンブル依存症になった。

どんなにお金があり、どんなに学歴があっても、どんなに確実な社会的地位があっても、心理的に未解決の問題があってはまともには生きられない。

優良の同族会社の社長や会長という極めて安定した社会的地位が、生きるためにはなんの役にも立たないということを、この事件は証明した。

このことはオウム事件の場合にも同じことである。裁判が終了したときに、「京都大学の大学院まで行って」ということが言われた。しかし京都大学は人生の諸問題を解決することに何の役にも立たない。

仕事の能力の育成も大切であるが、もう一つ心理的課題の解決をおろそかにすると、人生は行き詰まる。

その時期、その時期の心理的課題を解決しないで社会的成功を目指すと、成功してもそれは砂上の楼閣にしか過ぎない。

つまりその時期、その時期の心理的課題を解決することが人生の土台を築くことなのである。

▼心のつながりがない人

井川問題に戻ると、隠されている心の危機が銀座での豪遊になって現れている。満足していれば学生時代に銀座で豪遊する若者はいない。

おそらく彼は理想の男性のモデルを持っていない。

彼は「四国の暴れん坊」ということで、心の危機を隠していた。

自分が恥ずかしがり屋の人間であることを隠すためにリーダーのように振る舞う人もいる。

おそらく彼はいつも愛に飢えていた。だから女性を連れて歩いていた。

カジノのＶＩＰルームは傷ついた心を捉える。

彼の父親はワンマン経営者である。

小学校から飛行機で東京の塾へ。しかし彼は他の子と一緒に遊びたかったかもしれない。

父親への憎しみが、無意識にギャンブルにのめりこませたのだろう。

父親への復讐である。彼は無意識で、父親がいかに間違っているかを父親に証明することを無意識で考えたに違いない。

心の危機は、父親から自立できていないから起きているに違いない。

社会的に極めて有能で、道徳的にも立派な人が子育てに失敗していることがある。

牧師や先生の子どもが非行に走る。校長、東大教授、財界の大物が子育てに失敗する。

この人なくしてナチスの成功はないと言われたゲッペルスの父親は牧師であった。


あなたが「本当に心がつながっている人」は誰か？

今、親友と思っている人は、本当に親友か？

家族は、本当に心が最もつながっている人か？

もしかすると、ストレスに弱い人は、自分が本当に心がつながっている人に気が付いていないかもしれない。

それに気が付くことがＳＯＣを高めることである。

ＳＯＣとはアドラーの言う共同体感情でもある。


人と心がつながっているとは、相手の現実を受け入れるということである。

理想の人でなければイヤだというのは神経症的傾向の強い人である。心が触れ合っていない。

現実を受け入れるとは完全主義の反対である。

痛みを受け入れる、不幸を受け入れる、すべて完全主義の反対である。

人とつながっているとは、制度的にとか、法律的にとか、社会的にとか、経済的にとか、という意味ではない。

名門の家の息子は、形式的にはいろいろな人といろいろなつながりがあるだろう。しかし心のつながりはないときもある。

先に書いたオーナー会社の社長の息子は、社会的にはいろいろなつながりはあったであろうが、心のつながりは誰ともなかった。

つまり、ＳＯＣはなかった。

▼親しい人が、一人いればいい

無数の知己がいる人がいる。

ある年にある受験生が不正をして新聞で話題になった。

入試問題のインターネット投稿に使われた携帯電話を持っていたとみられる男子予備校生は、大学合格への思いを周囲にこう話していた。

「金銭的に負担はかけられない。今年こそは」

また勉強だけでなく部活動も頑張っていたという19歳である。

男子予備校生を知る友人や近所の人らは「そんなことをする人ではない」と一様に驚きを見せたという。

高3のときに同じクラスだったという同級生はこの予備校生について、「文系で、特に英語と日本史が得意だった。明るく、どんな人とも分け隔てなく接する性格。（運動系の）部活動にも力を入れていた。友人も幅広く、いつも誰かとわいわい一緒にいる印象だった」と語った。

「明るく、どんな人とも分け隔てなく接する性格」「友人も幅広く、いつも誰かとわいわい一緒にいる印象だった」ということが問題である。心がつながっていれば、多くの人と近くなる必要はない。

心のつながりのない友人など無数にいても意味がない。

祖父は「小さい頃からおとなしくてまじめないい子だった。中学でも高校でも運動部に所属し、勉強もスポーツもがんばっていた」と語った。

それでも心がつながっている友人がいないから、入試というストレスに耐えられなかった。

アメリカの精神科医フロム・ライヒマンは「軽躁病状態の患者は、心から親しく見える知己を無数にもっている」[註63]と言う。

心から親しく見える友人など無数にいても意味がない。心がふれあう友人が一人いれば十分である。

社会的感情があると、人生はうまくいく

社会学者ジンメルは人類の歴史を「ゲマインシャフトからゲゼルシャフトへ」と述べた。そのことは歴史の事実に照らして正しいだろう。

そしてゲマインシャフトからゲゼルシャフトへの歴史を人間の心の側面から見るとどういうことであったか？

それは人生の諸問題を解決する人間の能力の喪失である。

そして実は社会制度や技術の歴史の進歩は、その能力の喪失を補う歴史でもあった。

これだけ便利になることで、その人生の諸問題を解決する能力を失いつつも、何とか人類は滅亡しないで生き延びてきている。

以前は生きる知恵があったから生きていかれた。しかしどんどんと生きる知恵がなくな

ってきた。

その生きる知恵のなくなることと正比例しているのが社会制度の充実や技術進歩の歴史である。

もちろん鶏と卵で、「知恵がなくなることが先か、社会制度と技術的進歩が先か？」は簡単には分からない。

ストレスに強い人は、今あるものに意味を感じている。

家族であれ、地域社会の人とのつながりであれ、会社であれ、そこでのつながりに意味を感じている。

ということは共同体のなかで生きているということである。つまり幻想共同体のなかで生きてこなかった。

従って社会的感情を持っている。

アドラーは、人生の問題を解決できない人は社会的感情が欠如しているという。

社会的感情が欠如しているということは、「社会のなかで生きている以上、これはしなければいけないな」というような感情的納得がないということである。それをするときに感情的エネルギーがない。

自分がそれをするのが当たり前だという感じ方がない。

あるいは社会のために何かをするときに、あるいは近い人のために何かをするときに、そこに人間としての喜びがない。つまり感情的エネルギーがない。

社会的感情が欠如していると、自分の人生のいろいろな問題を処理しなければならないときに、問題を処理するエネルギーがない。

社会的感情が欠如しているから、我慢することに意味を感じない。というよりも自分のしていることに意味を感じないから我慢する力がない。

社会との心のつながりがあるから、自分という存在に意味を感じる。

SOCのある人と、義務責任感が恐怖感から出ている執着性格者との違いはここである。生きるエネルギーがあるかないかの違いである。

社会的感情から義務責任感がある人と、恐怖感から義務責任感を持っている人との違いである。

自分を良く人に印象づけようとする人と、人を励ます人との違いである。

▼愛情で自分をコントロールする

同じ感情のコントロールでも、愛情からの感情のコントロールと、恐怖感からの感情のコントロールとがある。

小さい子が悪いことをしようとしたときに「お婆ちゃんを悲しませたくない」という感情から悪いことをやめる。それが愛情からの感情のコントロールである。

好きな人がいなければ、愛情からの感情のコントロールはできない。

それがストレスに弱い人とストレスに強い人との違いである。

うつ病になるような人と、ストレスに強い人では、自分がそれをするのが当たり前だという感じ方が違う。その感じ方があるかないかである。

うつ病になるような人には家をきれいに掃除しようという積極的な気持ちはない。さらに人が家に来てくれるのだから家をきれいにしておこうという気持ちはない。

人に気持ちよく過ごしてもらおうという気持ちがない。そうした社会的感情がない。

そのエネルギーはない。

社会的感情がある人にはそれがある。汚れているところよりはキレイになっているところのほうが自分が気持ちよいから、人にも気持ちよく過ごしてもらおうという気持ちが出る。

これが社会的感情である。

悩みで他者が見えなくなっていないか

社会的感情がある人、たとえばSOCのある人には何かをしているときに、「ありがたい」という感謝の気持ちがある。

ストレスに弱い人には何かをしているときに「ありがたい」という感謝の気持ちがない。

アドラーが何事も当たり前のことはないと言う。

それは当たり前のことに感謝しろという意味でもあると私は解釈している。

人間の幸せを考えるときに最も重要な2つのポイントがある。

「Comparison《コンパリソン》：比較すること」と「Adaptation《アダプテーション》：なれてしまうこと」である。

アダプテーションの恐ろしさに注意を払わない人は多い。

アダプテーションとは、たとえば健康な人が、自分が健康であることに慣れてしまうことである。

ストレスに強い人は、健康の有り難さを知っているということである。

社会的感情がある人は、それができるのは有り難いことだという感情がある。

たとえば健康で会社に行けるのは有り難いと感じる。それができるのは当たり前のことではないからである。

健康は当たり前のことではない。

「皆さんのおかげだ」が社会的感情。

家族と、友人と、一緒に食事をできるのは有り難いと思う。だから感謝をする。

従ってストレスに強い人とうつ病になるような人とがお互いに理解するのはきわめて難しい。

社会的感情は自然に生まれる感情である。

社会的感情がある人は「あの人、傷治ったかな?」と自然と、遠くの人の傷が気に掛かる。

社会的感情と正反対のものが自己執着であり、ナルシシズムである。

アドラーは「うつ病は重症でも二週間で治る」と言う。それは、その社会的感情を努力して作り出そうとするものである。

社会的感情が出ればうつ病は重症でも二週間で治るという意味である。

焦る人は、今持っているものに意味を感じていない。心の軸がない。心の軸がない人が焦る。焦点が絞れていない人が焦る。

心の軸があるとは、生きる方針がきちんとあるということである。

生きる方針がきちんと決まっていれば、あっちこっちに振りまわされないで生きられる。

ストレスに弱い人は、仕事があっても、友達がいても、財産があっても、家族がいても、恋人がいても、それに意味を感じていない。不安である。

現実の共同体ではなく、幻想共同体のなかで生きてきた人は、生きている実感がない。

幻想共同体のなかで生きているから、社会的感情が欠如している。従って人生の問題を解決できない。

「幻想共同体から本当の共同体へ」という心の姿勢がすべてを解決する。

劣等感が社会的感情の欠如であり、社会的感情の欠如は所属感の欠如である。

▼他者がいないと悩みが出る

悩んでいる人には周りが「ない」。自分しかいない「ない」。自己執着のすさまじさである。

つまりアドラーの言葉を使えば、社会的感情がない。悩んでいる人は、まさに社会的感情の欠如である。

悩んでいる人は社会的感情が欠如しているということには、実際に悩んでいる人と接してきた人なら、反論しようがないはずである。

とにかく悩んでいる人は、自分、自分、自分で他者がいない。

この世の中にあるのは「私はこんなに苦しんだ」ということだけである。

たとえば、私が講義に行くと大学の教室の入り口の前で、悩んでいる人が待っている。

そこで教室の学生をさして「これから僕は講義をするので、この学生達は皆待っているのだけれども」と話しても、関係ない。

平気で「私はこんなに苦しい」と悩みを話し出す。

もちろんアポイントメントも何もない。初めて会う人である。

百人の学生は彼の目から刺激として入っているのだろうが、彼の脳の視覚野では認識されていない。彼には、眼の前にいる学生はまったく「ない」。他者が認識されるようになれば、彼は悩んでいない。まさにアドラーの言うとおり、人生の問題は社会的感情なしには解決できない。

悩んでいる人にはその社会的感情がない。つまり他者が「ない」。他者が「ない」から、次々と悩みが出てくる。

そして他者が「ない」から、解決しようがない。

感情を開示すれば、幸せになれる

深刻な劣等感のある人は人生の諸問題を解決できない。子育て、介護、結婚生活、職場や学校での人間関係等々。

社会的感情は依存的欲求ではなく、自立的欲求を持っている人に生まれる。

社会的感情とは情緒的成熟から生じる感情のことである。

つまり人生の問題は情緒的成熟なしに解決できないというのがアドラーの主張であると私は解釈している。

人生の問題は情緒的成熟なしに解決できない。

アドラーは人生の問題を解決するのに、社会的関心は不可欠であると述べている。[註64]

犯罪者、ノイローゼや脱落者などいろいろな問題を起こす人は「他者に対する関心」がほとんどない。
すべての犯罪者は社会的関心を欠いているとアドラーは述べている。[註65]
その社会的関心が今の日本の若者にはなくなってきている。その恐ろしさである。
人生の問題を解決できないでいよいよ内に籠もる。
あるいは犯罪者にとって、自分以外のものはこの世に存在しない。[註66]
その重要な社会的関心を生み出すのが母親との接触である。[註67]
いつも親から叱られていると、人は他者に無関心になる。

不幸も受け入れると楽になる

自分の感情を開示するか開示しないかということは肉体的痛みにも影響する。

これまでのストレスについての感情を書くことで開示するほうが、開示しない人に比べて、疲労が少なく、よりエネルギッシュになれる。そして日々の生活に幸せを感じられる。

160人の患者さんについて調べてみると、痛みを受け入れている人のほうが、幸せ感は強い。

痛みでさえも「痛みを受け入れる」と和らぐ。つまり痛みを心配するとかいう直接的なことばかりでなく、憂鬱になりにくいとか、より活動できるとかいうことにまで影響する。[註68]

それはシーベリーの言う「不幸を受け入れる」ということにも通じる。

さらに私は、アドラーの言う「何事も当たり前と思うな」ということにも通じると思っている。

痛みのないことを当たり前のことと思うか、有り難いことと思うかである。

痛みのないのが当たり前のことと思えば、痛みはつらい。

もちろん痛みは誰にとってもつらい。痛みばかりではない。しびれだって何だって、体の不調は誰にとってもつらい。

しかしどのくらいつらいかは客観的な痛みだけが影響するわけではない。

ある60代の男性が脳梗塞になった。その後脳梗塞は治ったのであるが、いろいろな事柄について考え方が変わった。

それまでは60代になり夜中にトイレに起きる回数が増えて嘆いていた。

歳をとることだけが原因かどうかは別にして、夜中に度々起きることで、睡眠は妨げられる。その男性は夜中のトイレを嘆いていた。

しかし脳梗塞を体験してから、夜中に自分でトイレに行けることがどんなに幸せなことかに気がついた。

彼は自分で起きて自分でトイレに行けることが当たり前と思っていたが、そうではないと分かり、夜中のトイレは嘆きから感謝に変わった。

アドラーの言うように何事も当たり前と思うなということである。

最も不幸なのは完全主義者と欲張りである。

恵まれていることを当たり前と思うばかりでなく、さらにその上を望む。

また、人に愛されるのではなく、愛することで孤独ではなくなる。

愛されることで淋しさをなくそうとしている人がいるが、それは無理。愛することで淋しさを乗り越えようとすることが正しい。

人は受け身である限り、不満はなくならない。どうしても「こうして欲しいのにこうしてくれない」という不満が出る。

受け身から、能動的構えになることで、不満は激減し、満足は激増する。

ある人が、日記に事柄を書かないで、感情だけ書くことをしていた。

すると一年後に読んでみる。起きたことを忘れている。

つまり起きたことが怒りの本質的原因ではないからなのだろう。だから時が経てば起きたことは忘れている。

もちろん執着タイプは覚えている。

生命力がないからである。

生きることに疲れたら、心を癒す

人は落ち込んだときにそう簡単に立ち直れるものではない。愉快な感情、ポジティブな考え方をどうしても拒絶しがちである。

この傾向を乗り越えるためには人とのふれあいが必要である。

人はふれあうことで心が鼓舞される。

「頑張れ、頑張れ」と叫ぶのも大切だが、それは状況を考えて言わなければならない。

「頑張れ」と言う前に、人とふれあうことの大切さを忘れてはいけない。

心のふれあいのない人から「頑張れ」と言われると腹がたつこともある。

ベラン・ウルフは、劣等感の治癒の方法は「仲間の人たちのほうへ橋を架けるということのなかに、そして勇気をもって人生を肯定することのなかにあるのだ」[註69]と述べている。

勇気を持って人生を肯定するということは、勇気を持って自分の心の壁を壊すことである。

アメリカの精神分析学者フロイデンバーガーも燃え尽きを防ぐためには、人と親しくなるということを述べている。

マズローは自己実現している人は少数の親しい人を持っているという。

いや20世紀の偉大な心理学者や精神科医も皆、同じように人が心理的に正常であるために社会への関心や親しい仲間が必要であることを強調している。


本当は仕事や周囲の人が嫌いなのに「嫌いになるべきではない」という規範意識で頑張った社長がいた。そして頑張りたくないのに「頑張るべき」と思って頑張って生きていた。

その社長はうつ病になった。

立派な人に見えるが、孤独で誰とも心がつながっていなかった。

この社長に、「頑張れば、会社を再建できる」と言うのは見当違いな励ましである。

このような励ましはこの社長をもっと絶望の淵に追いやるだけである。

シーベリーは「失敗するのは、事実を拒み、事実を事実として認めようとしないからです。それらを認めれば、それらを正す方法も見つかろうというもの」[註70]と述べている。

この社長に必要な人は、「頑張れば、会社を再建できる」と言う人ではない。「社長、本当は会社も何も皆嫌いなんじゃないの」と、気持ちを汲み取ってくれる人である。そして「もう無理するな」と言ってくれる人である。

この社長は本当の自分の感じ方を認めないから「何でこうなるのかが分からない」。進んであるがままに自分の感じ方を受け入れれば状況は好転する。それは自分の内なる力が解き放たれるからである。

「情況を受け入れる――これが、情況に対処する第一歩です[註71]」とシーベリーは述べている。

▼価値観の違う人と付き合ってみる

ストレスから生きることに疲れて、落ち込んでいる人は、まず自分の心を癒すことを考えることである。

とにかく癒される相手を探すことである。王様でもホームレスでも良いから無欲の人を探す。人とでダメなら動物でいい。

今までの周囲の人とは価値観が大きく違っている人を探し、付き合う。つらかった身の上話を聞いてくれる人を探す。

ただ「頑張れ！」と言うことが励ましと思っている人よりも、「あなたはそれほど苦労したのね」と聞いてくれる人である。

「俺、仕事遅いから」という言葉に対しては、「一生懸命頑張っているものね」と気持ちを汲んでくれる人である。


ある論文[註72]にセラピストの励まし合いの話が載っていた。

「生まれながらに楽観的ではない私たちは、相手がより明るい面に目を向けるよう助け合っている。ネガティヴな考えにとりつかれたら、もっと大局的な見方を提供しあおうと言いあっている。

また、もっと別の解釈のしかたがあることや過去にうまくいったこと、今後の計画を相手に思いださせることにしている。

私たちは互いのセラピストとはとても言えないが、こんなふうに互いに励ましあうように努めてきた。そして、それが互いがより楽観的であるために役に立ってきたと断言できる。

楽観的な人間になりたければ、ひとりぼっちでそうなろうとしてはいけない」

人は落ち込んでも、親しい人がいれば回復できる。

もし落ち込んだときに、自分の気持ちを汲んでくれる親しい人がいないなら、今までの生き方を根本から見直すときである。

落ち込んだときこそ自分の人生を見つめなおすときである。

そうしたら今の絶望が節目となって、先に行ってその人の人生は大きな花を咲かせる。

恐怖をエネルギーに変える

大切なのは、心の底で表現できないで蓄積されている怒りのエネルギーを勇気に変えることである。

嫌いな人がいる。誰にも「自分にとって苦手な人」という人がいる。しかしそのような相手でも「自分は何とか対処できる」と思えば、その人と会っていてもストレスが比較的少ない。

誰にも「怖い人」というのがいるであろう。しかし怖いからといって逃げればその人は余計「怖い人」になる。

カール・キュールという野球監督の書いた『メンタルタフネス』という本[註73]がある。そこに載っていた話である。

ニューヨーク・ヤンキースのボブ・ゲレンは、キャッチャーとしては評価されていたが、バッターとしては評価されていなかった。

ボブ・ゲレンは右投げの投手は「自分にとって苦手な投手」だと思っていた。彼は右投げの投手をそれまでは打てなかった。

1990年、彼がテキサス・レンジャーズのノーラン・ライアン投手と対決するようになったときのことである。ノーラン・ライアンとの闘いは、彼の履歴のなかで、真の挑戦であった。[註74]

テキサスに試合に行くとき、試合には彼の家族や友達がたくさん来るけれども、彼は「自分は使われないだろう」と思っていた。

それはその試合にはノーラン・ライアンが投げると思われていたからである。

彼は左投手のときにだけ試合に出場していた。

ところが彼はスターティングメンバーに入っていた。彼はショックを受けた。

その夜は、ボブ・ゲレンは右投げの投手であるノーラン・ライアンと対決することになった。

ボブ・ゲレンは「なぜ、この僕が？　なぜ今夜？」と思った。

ボブ・ゲレンは今まで一度もノーラン・ライアンと対決していない。

その試合で最後に彼は完全に困惑した。

ノーラン・ライアンはその日はすごいカーブを投げて、調子が良かった。

彼は怖かった。怯えていた。

最初の二回はなんと彼は三球三振であった。


そして三回目のバッターボックスを前にして何が起きたか。

ランナーは一塁二塁にいた。彼の前のバッターはケリーだった。

ノーラン・ライアンは一塁があいていないにもかかわらずケリーを歩かせた。

満塁だから代打でいい。しかし監督はボブ・ゲレンを使った。

ノーラン・ライアンに完全に馬鹿にされていた。

そのときボブ・ゲレンは怒った。怒りが勇気に変わった瞬間である。

そして彼は決断をした。

そのノーラン・ライアンの態度が彼を決断させ、打つことに彼の注意を集中させた。何かに集中すること、それが本当の意味で「真面目」ということである。

そしてなんと彼はセンター前にヒットを打った。それでも彼はまだ怒っていた。そして次の打席で彼はホームランを打ったのである。

人から軽くあしらわれたときに、誰でも怒る。

その人を自分が相手にしていなければ別である。自分が相手にしている人から軽くあしらわれれば怒る。

「こいつはオレを馬鹿にしていたのだ」と知ったときに怒る。

その怒りの感情こそ大切なのである。

怒りのエネルギーを前向きに戦うエネルギーに変えることができる。

怒りで威嚇をはねのける。馬鹿にされていたということを知って「悔しい」。その悔しさこそ戦うエネルギーである。

彼はノーラン・ライアンに威嚇され、怯えていた。打てないと思っていた。

そしてまた馬鹿にされた。また屈辱を味わった。

その「悔しさ」こそ、戦うエネルギーなのである。その戦うエネルギーこそ怯えた人間を、勇敢に戦う人間に変える。

ゲレンは「正直に言って私は威嚇されていた」と言っている。彼はノーラン・ライアンという投手が怖かったのである。

▼怖れが相手を大きくしてしまう

怖い人の前では誰でも竦んでしまう。ある人の前では自動的にすくんでしまう。エレン・ランガーの言葉を使わせてもらえばMindlessness《マインドレスネス》である。

ゲレンは屈辱を体験して怒り、その怒りは彼の恐怖感を打ち消した。左投手だけに使われていた彼が、ここで変わった。ウサギがライオンに変わった。

それまで彼は恐れていた。しかし彼はその怖れをエネルギーに変えた。屈辱をエネルギーに変えた。

その怯えていた彼が球を打つことに集中した。ノーラン・ライアンに注意が行くのではなく、球を打つことに彼の注意は集中した。そうさせたのはノーラン・ライアンの、彼に対する蔑視である。

軽く扱われ、蔑視され、馬鹿にされ、それでも怯えている。そういう人がいる。

その威嚇する人が本当にライオンなら怯えるのもまだ分かる。しかし多くの場合、その蔑視している人は、ちょろちょろしているネズミである。ライオンのぬいぐるみを着たネズミである。

ノーラン・ライアンの場合にはネズミではないだろう。しかし多くの場合、怯えている人を蔑視して馬鹿にしている側はネズミである。

そして馬鹿にされて怯えている側は実はライオンである。

相手はウサギなのに、相手を狼として扱うから、相手は狼になってしまう。

著者のカール・キュールは彼の怒りは、彼の恐怖感とノーラン・ライアンの威嚇を飲み込んだと言う。怒りが恐怖感を圧倒したと書いている。

これはレジリエンスでもある。つまり環境に負けない。状況に飲み込まれない。厳しい状況で自分を見失わない。

友人知己の前で軽くあしらわれ、屈辱を与えられて彼は怒った。

その怒りこそ彼に「自分はライオンなのだ」と気づかせてくれたのである。

これを可能にしたのは監督との関係であろうと私は思っている。

つまり誰かの信頼があれば、プレッシャーを前向きのエネルギーに変えられる。敵がこれほどまでに自分を軽く見ているのに、監督が自分を使ってくれた。それが彼に力を与えたに違いない。

監督は自分を認めてくれた。

これが「泣ける」ということの喜びである。

これが「死んだ気になって」ということである。

それがエネルギーになる。

▼怯えて生きずに、「威嚇者たれ！」

この話の最後に著者のカール・キュールは「威《い》嚇者《かくしゃ》たれ！」[註75]と書いている。

50年にわたって野球界に生きた著者は、「精神的にタフな人は威嚇されない、彼らは威嚇する」[註76]と言っている。

そしてその精神的タフさは生まれ持ったものではなく、学習するものである。

「威嚇者たれ！」

この言葉はうつ病になるような人には大切な言葉である。肝に銘じる言葉である。

うつ病になるような人は「自分は狙われたのだ」ということをハッキリと自覚することである。

うつ病になるような人は、もともとはものすごい才能と力を持っている。素晴らしい人間である。資質としては素晴らしい。決して弱くはない。

だから小さい頃狙われた。そして「お前はダメな人間だ」と思わされて搾取された。

何も持っていなければずるい人達に狙われることはなかった。勤勉、真面目な態度、優しさ等々素晴らしいものを持っているからずるい人達に狙われた。利用できるものを持っていたから狙われた。

うつ病になるような人は小さい頃からいつも責められて生きてきた。だから、自分のやさしさを弱さと錯覚しただけである。

元々はやさしくて強い人間である。

しかし小さい頃から「お前はダメな人間だ」と思わされて生きてきた。「私はダメな人間だ」と思っていることが、周囲の人にとって都合が良かった。

小さい頃からいつもトラのぬいぐるみを着たネコに威嚇されて生きてきた。だからいつもビクビクして生きてきた。いつも何か悪いことをしているような気持ちで生きてきた。トラのぬいぐるみを着たネコに怯えて生きてきた。

怯えが次第に広がっていく。

「自分の側にいたネコ」に対する怯えから周囲の人すべてに伝染していく。周囲の人すべてに怯えるようになってしまった。

何も悪いことをしていないのに、一度として堂々とした気持ちにはなれなかった。堂々とした態度にはなれなかった。

怯えている人は、悪いことをしていないどころか、いつも周囲の人に献身的な努力をして正直に生きてきた。それなのに心のなかでは自分の存在に負い目を感じていた。

それは負い目を感じていることが周囲の人の利益にとって都合が良かったのである。力があるのに怯えている。ずるい人にとって、こんな美味しい存在はない。

▼「威嚇してくる人」は憎め

うつ病になるような人は「自分は、本当はトラなのに、ネコと思って怯えながら生きてきた」ということに気がつかなければいけない。

いつも威嚇されておどおどしながら生きてきたことに気がつかなければいけない。

その原因は周囲の人のずるさにあるが、同時に自分を裏切り続けた本人にも原因がある。

悩んでいるときは、それを心のなかから取り払うときなのである。

神様が「取り払え」と言っているときである。

そのための言葉が「威嚇者たれ！」である。

そしてそのために必要なことは、自分を蔑み、威嚇した人を憎むことなのである。

「あいつを許さない！」という気持ちである。

うつ病になるような人は、だいたい「人を憎むことは悪いことです」と教えられてきた。

それはずるい人にとって都合の良い倫理だからである。この倫理があれば、ずるい人は悪いことをし放題である。そのうえに憎まれない。

善良で弱い人は、この倫理に心を縛られて、人を憎めない。

「あいつはオレの敵だ」と思えない。そう思うのが怖いのである。

しかし小さい頃から自分を蔑み、自分をいいように利用したずるい人達を「敵」としっかり認識しないかぎり、ハーディー・パーソナリティーにはなれない、レジリエンスのある人にはなれない。ＳＯＣの高い人にはなれない。

怖くて「あいつはオレの敵だ」と思えない人の傾向が、まさに逆境を自分への挑戦と受け取れない人の傾向なのである。


ストレスを自分への挑戦と受け取る、これがはじめのほうで説明したスーザンヌ・コバサのハーディー・パーソナリティーである。

うつ病になるような人は周囲の人から骨抜きにされたのである。そして舐められ搾取されることを自ら受け入れてきた。

その結果、逆境を自らへの挑戦と受け取り、それを乗り越えることに意味を感じる人間ではなくなった。

「威嚇者たれ！」という言葉は、敵に対して「あいつはオレの敵だ」と思えるような人間になれということである。

ただここでも一気に威嚇者になれるわけではない。今までの生き方は一気には変わらない。

今までの自己イメージは一気には変わらない。

むしろ「威嚇者たれ！」という言葉は、今の段階では、自分は今まで威嚇されながら生きてきたということを反省するための言葉である。

自分は、質《たち》の悪い人、そして本当には力のない人間に威嚇されて生きてきたということをしっかりと認識することである。

自己執着を手放し、まわりを見る

ある本[註77]のなかに、感情をどのように健全にリードしていくかということについて述べられている箇所がある。

一例をあげればバブーンというどう猛なサルがいる。そのサルのなかにストレスに耐えられないサルとストレスに耐えられるサルがいる。

ストレスに耐えられないサルとストレスに耐えられるサルとどこが違うかというと、ストレスに耐えられないサルは脅しと脅し以外のジェスチャーの区別がつかないことである。そのサルがストレスに怯えているかどうかはストレス・ホルモンのコルチゾールで判断している。

ストレスに耐えられない人は、まさに脅しと脅し以外のジェスチャーの区別がつかないのだろう。

ストレスに弱い人は、ずるい人の脅しを見抜けない。相手を見抜けない。脅している人も実は不安なのである。脅している人自身が実は、ストレスに怯えている人なのである。

ところがストレスに弱い人は、そのストレスに怯えている人の非難や罵倒を真に受ける。ストレスに弱い人は本当の危険と単なる脅しの区別がつかない。

ストレスに悩む人は、質の悪い人と質の良い人の区別がつかない。

ストレスに悩む人は、ずるい人に脅されて生きてきて、結果として、ハーディー・パーソナリティーでない人、ＳＯＣの低い人になってしまった。

つまりストレスに弱い人になった。

ただここでも反省すべきことはある。質の悪い人と質の良い人の区別がつかないのは、自己執着が強いからである。

自己執着の強い人は、自分の心の葛藤に気を奪われて、周囲の人に注意が行かない。

無心な人には、周囲の人がよく見える。ずるい人と誠実な人との違いが見える。

うつ病になるような人は、周囲の人のためになりながら、逆にいつも周囲の人の負担になっていると錯覚して生きてきた。

そして心身共に消耗し、今うつ病になりそうになっている。

今、うつ病になるような人は、自分のイメージを一新するときである。うつ病になるような自分に誇りを持つときである。

真面目でやさしくなければ、周囲のずるい人はその人を狙わなかった。なぜなら利用価値がないから。

やさしくなければ、誰もその人を不満のはけ口にはしなかった。その人はやさしいから周囲の人のマイナスの感情のはけ口にされたのである。

ストレスに弱い人、うつ病になるような人が変えなければならないのは、自分という存在そのものではない。

ストレスに弱い人は「もっと体力があったら」とか「もっと才能があったら」とか思うかもしれない。

しかし幸せになるためには、体力も頭の良さも何も必要はない。変える必要があるのは自分のイメージである。

小さい頃からずるい人に「よってたかって」たたき込まれた自分のイメージである。

▼力のあるフリをしてはいけない

ストレスに弱い人、うつ病になるような人は心の底で怯えている。心の底で自分は弱いと思っている。だから時に虚勢を張って力のあるフリをする。

虚勢を張っても心のなかではいつも怯えてビクビクしている。

しかし誰がその心の底の自己イメージを造ったのだろうか？

たとえば、ある人が今ストレスに弱い人であるとする。

誰がその人に「私は弱い」というイメージを与えたのだろうか？

そのイメージが正しいという証拠がどこにあるのだろうか。

そもそもその人にそんな権利や能力があるのだろうか。

その人は今まで幻想の世界で生きていたのである。

ストレスに弱い人、うつ病になるような人は、怖くて自分の権利を主張できない。

しかし世の中には自分の権利ばかりを主張して義務を一切無視する人がいる。

いや、権利がないのに声高に「権利」を主張する人がいる。

自分の家が違法建築なのに、他人の合法的な家を指さして「この家は違法建築よ！」と叫ぶ人がいる。

すると合法的な建築の家に住んでいる人が、自分は違法な家に住んでいると思って怯えてしまう。

自分が、ある人から借金を踏み倒しておいて、「あの人にお金をふんだくられた」と大声で叫ぶ人がいる。

借金を踏み倒されたほうの人は、気が弱いとどうなるか。借金を踏み倒した人に怯え出す。

とにかく世の中には信じられないようなひどい人がいる。

そういうとんでもない人に、うつ病になるような人は威嚇されて生きてきたのである。

小さい頃に絶望感を味わうとレジリエンスのない人になる。ハーディー・パーソナリティーでなくなる。SOCが低くなり、ストレスを感じやすいパーソナリティーになる。

そしてその後は自分で自分をさらにストレスに弱い性格に作り上げていってしまう。

ストレスに弱い人、うつ病になるような人が今味わっている感情は、単に幼児期に体験した悲しみや屈辱感を再体験しているだけではないのか？

だからSOCの高い人間、レジリエンスのある人になるためには何よりも小さい頃から受け続けたメッセージを心のなかから洗い出すことなのである。

高いSOC、高いレジリエンス、ハーディー・パーソナリティーとは簡単に言えば精神的たくましさでもある。「心の砦」を作ることである。

「心の砦」がなければ、現実の社会は生き抜けない。

第五章

苦しみで成長していく

過程に目を向ければ、人生で勝利する

生きがいとは積み重ねである。一つひとつの問題を解決することで、人生に意味が出てくる。

執着性格者の人は十年経っても同じことを言っている。

もう一つ執着性格者の人の悲劇は、自分でおいた基準を永久に満たせないことである。何もしないでいると価値を感じられない。しかし必要な自信を満たしてくれるはずの仕事は、どんなにやっても足りない。

執着性格の本質的悲劇は心の底に拭いがたい憎しみと空虚感を持っていることである。

つまり「心を磨く」ということは憎しみを心のなかからとることである。

そのためには自分に正直になること。

第一に自分に正直になり、視野を広げること。

視野を広げ自己実現をしていれば、心のなかにぽっかりと穴が空いた虚無感に襲われることはない。

失敗しても、「どうすれば上手くいくか」を考えられる。

つまり「心を磨く」ということの第二は、結果ではなく過程に目を向けるということである。

▼結果を重視すると、不安になる

幼稚園から始まって学校教育では、目標を達成する過程よりも、目標そのものが重視される。その結果、靴ひもの結び方からハーバード大学にいたるまで、わき目もふらずもっぱら成績だけを追い求めるようになるとエレン・ランガー教授は述べている。

もし結果だけを重視すれば、どうだろうか。「自分にはできるだろうか」あるいは「もしできなかったら、どうしようか」という不安になる。

クレヨンの色、紙の上のデッサン、絵筆の下から現われてくるさまざまな形を楽しむ代わりに、Ａという文字を「正確」に書くことだけに注意を向けるようになる。[註78]

私の調査でも、子ども達が楽しんで字を書くことと、綺麗に正確に書くことが両立しないことが分かった。

つまり結果に意識を集中させると、過程に意識が行かない。

それよりも恐ろしいのは結果重視の考え方が長らく続くと、その人の性格は変わっていくということである。もっと分かりやすく言えば注意力が散漫になる。

ということはさらに柔軟性を欠き、応用力のない人間になるということである。

結果重視の考え方はある短期間をとってみれば効率的に見える。

しかし長い人生を考えると決して効率的な生き方ではない。長い人生ではいつか大きな挫折の原因になる。

過程重視は能率が悪い生き方のようだが、長い人生では最後の勝利をもたらすものである。

最後に大切なのはその人のパーソナリティーである。

ストレスで成長するために必要なこと

ストレスは成長する人にとって避けられない。そしてハーディー・パーソナリティーは、ストレスに満ちた環境を、成長の機会に変える。[註79]

『Hardiness』という本にミルドレッドという女性が出てくる。[註80]

彼女は、自分の人生のすべてが予想可能で、破壊的でないように、他人と社会に同調して生きてきた。

それでも残念ながら結婚の後、離婚をする。離婚は彼女に多少のお金をもたらした。そして離婚後も退屈な生活をしている。

しかし彼女はカウンセリングを受けて、人生は自分で作るものだ、今までとは違った決断もできるのだということを認識し始める。

彼女は自分の経験がコントロールできないようなものになると、より広い視野から見るようにカウンセラーの助けを借りた。

カウンセリングのなかで、彼女は両親が過保護であったことを認める。

両親が最も望んだことは、彼女の生活を安定させることであった。両親はそのために努力した。

そして両親が調整して、初めての男性と結婚した。彼もまた彼女を保護するための存在であった。

要するに彼女はとにかく守られることを求め、周りの人も彼女を守ることをしていた。

結果は彼女が自分の人生を無意味に感じるだけであった。

そこからカウンセリングで、今までの保護された生活とは違う生活に切り替えていく。

▼経験から学び、人とかかわる

ハーディー・パーソナリティーになるためには、まず、人に同調することで保護を求める態度を改めることであろう。

そして自分の経験から学ぶことである。まず人に守ってもらおうとするのではなく、まず自分で経験してみる。

まず「文句を言う」のではなく、まず「学ぼう」とする。

この「経験から自分は何を学べるか」という生き方の態度が、ハーディー・パーソナリティーの態度である。

ハーディー・パーソナリティーの3Cという要素の第一はチャレンジである。

チャレンジの精神を持つ人は、成功からも失敗からも学べる。[註81]

そして人生はストレスに満ちているということを受け入れられる。[註82]

シーベリーの言う「不幸を受け入れる」という態度である。

ストレスを成長の機会にすることによってのみ、充実感は得られる。[註83]

不安も困難もない生活を求める生き方の態度が、人生の無意味感を生み出す。

ハーディー・パーソナリティーとは、ストレスに耐えることのできる性格である。積極的に状況にかかわっていくパーソナリティーである。

ハーディー・パーソナリティーとは、人とも状況ともかかわり、コミュニケーションのできる性格である。

そして友人や家族など少数の親しい人がいる。そういう人は困難な状況で、そうでない人に比べてストレスが少ない。

こういう人はたとえ好きな仕事でなくても、どこかに自分が「かかわること」ができる好きなところを見つける。[註84]

ストレスを成長の機会にする

『Hardiness』に、もう一人ヘンリーというニヒリストの男性が出てくる。[註85]

彼はいつも怒っている。

彼はすべての人を信頼できない。

彼は、「皆、他人より自分が有利な立場に立とうとする」と言う。

そして彼は最後に孤立する。

しかしカウンセリングの結果、自分があまりにも競争的であることに気がつき、立ち直っていく。


人といつも競っている人もいるが、そうでない人もいる。

そして確かに神経症的競争意識の強い人はストレスに弱い。なにかあると大騒ぎするだけで解決しようとはしない。

そういう人は、問題を解決することに努力するのではなく、嘆くこと、憎むこと、恨むことなどのほうが優先する。

ストレスを成長の機会にする。[註86]

それができるかできないかがハーディー・パーソナリティーであるかどうかである。

現実から逃げたら死ぬまでハーディー・パーソナリティーにはなれない。

「逃げる」とは、たとえば責任転嫁して弱い立場の人を責める、惨めさを誇示して周りの人から同情を求める等々の態度である。

長年にわたって米球界に身を置き多数の選手を指導してきた著者らが、「精神的たくましさ」について詳しく語る本がある。

その本のなかで選手育成部長のカール・キュールは「ピンチにプレッシャーではなく喜びを感じるようでありたい」と言う。

▼過程を見て、視野を広げる

ハーディネスとは、スーザンヌ・コバサの言う概念であり、3つのC（コミットメント、コントロール、チャレンジ）を持っていることである。

3つのCを持っている態度が「Hardy《ハーディー》 Attitude《アティテュード》」である。

そのハーディー・アティテュードの反対が「逃げる」ということである。[註87]

ハーディネスとは、レジリエンスへの経路である。[註88]

この論文で言っているハーディー・アティテュードの反対の内容は、否認と逃避である。

私は、それはアメリカの心理学者ロロ・メイの言う「不安の消極的回避」であると思っている。

「不安の消極的回避」とは、合理化したり、現実否認したり、依存症になることである。

そして人はますますストレスに弱くなる。

これらの態度は、問題に正面から立ち向かわないで問題から逃げることである。

強くなるということは、ストレスに際して「不安の消極的回避」をしないことである。

そしてその結果、人とコミュニケーションできるようになるということである。

つまり人とコミュニケーションできる人は、ストレスに強い。
それはSOCが高いということでもある。

ハーディー・パーソナリティーになるのに大切なのは、神経症的競争意識を払拭することである。

ヘンリーが強いストレスに苦しむのは、神経症的競争意識が強いからである。

ハーディー・パーソナリティーになるためには、人が見えないところでしている努力を見られるようになることである。

ストレスに弱い人は、結果しか見ない。過程を見ない。

ストレスに強い人も、強い人として生まれてきたのではない。強い人に成長したのである。

神経症的競争意識の強い人は、ストレスに弱い。課題そのものに取り組むよりも、自分と比較して人を見てしまう。

そして「なんで、私だけがこんなに大変なのだ」と不平が出てくる。

課題の解決にエネルギーを使うのではなく、人よりも自分が恵まれていることを要求する。そして恵まれていないと思って不満になる。

後は不満のはけ口を見つけて、そこに不満を吐き出す。

人生はストレスに満ちている。充実した人生を送るには、成長する以外に生き延びる道はない。

また、価値観の偏っている人は、ストレスに弱い。当面の課題を広い視野から見ることができないからである。

価値観の幅が広い人は、「もしこのことがダメでも、他に生き方はたくさんある」と思える。それが安心感につながる。その安心感が、その人の能力をフル回転させる。当面の課題の解決に能力を集中させる。

人と張り合って、価値観が偏っている、そういう人がストレスに弱い。

ハーディー・パーソナリティーになるためには平凡な結論であるが、自分が自分に対する態度を改めるしかない。

ハーディネスで大切なことは「ハーディネスは学習することができる」[註89]ということであ

る。

人から学ぶということは極めて大切なことである。

しかし、時間的にも、体力的にも学ぶことができても、心が学ぶ準備ができていなければ、学ぶことはできない。

ギャップを認めれば、道は開ける

今ストレスに潰されそうになっている自分が求めているのは、家族や同僚の励ましでもなく、ストレスに強い人の体験談でもない。

自分が求めているのは、何か？

それは自分のつらい気持ちを汲み取ってくれる優しい母親である。自分が求めているのは揺りかごに揺られることである。

これを認めないと先へ進めない。

仕事を家に持ち帰り、妻から安心を得ようとする。

妻は世話人。妻に母親を求めている人。

こういう人は、部屋で内省し、行動計画を立てることも大切であるが、まず自分の位置を確認することである。

心理的に揺りかごを求めているのに、社会的、肉体的には大の大人になってしまった。そしてそれなりの社会的立場を得てしまった。

そのギャップを認識することである。そしてこのギャップを認識しないで、行け行けドンドンの行動計画を立てれば、滝から落ちることは目に見えている。

どうしても思うようにならないことは、自分の力の及ばないことと認めること。

代わりに自分のできることは何かを考える。

つまり「認めること」である。どんなにつらくてもギャップを認めれば、道は開ける。

これを認めると、周りの人間関係は変わってくる。

どうしても認めたくないときには、周りは敵である。

結論は、今の人間関係を変えるということである。

新しく生まれ変わる。新しい人間関係を作る。

そして自分は本当にどこに行きたいのかを、自分に問うてみる。

現実を認めることは苦しい。

しかし苦しみは視野を広げる。

それは精神の垢をとるときである。

人は怒りの感情の処理と、苦しさに対する態度で、人生を間違える。


人が生まれ変わるとは、心が新しい世界で生きはじめるということである。

今までとは違った人たちが大切になるということである。それは価値観が変わることである。


今まで通りの人と今まで通りに生きて、その人が生まれ変わることはない。


昔の人たちと別れる決心をしたとき、新しい世界が開ける。

あの人達は嫌いだったと分かるとき。それは抑圧がとれるときである。

神経症的傾向の強い人は、心の底では「ヤダ、ヤダ、ヤダー」と、死ぬほど嫌いな人を尊敬していたりする。無意識では寒気がするほど嫌いな人を意識的には「親友」と思っていたりする。


抑圧の恐ろしさである。

苦しめば苦しむほど人生は最後にはすごしやすくなる。
そして最後には自分の成長に気がついて喜ぶときが来る。
真実を認めるときが竹の節目である。
どんなに苦しくても先に大きな花が咲く。

あとがき

この本を読んで、どうしたらたくましさを身につけられるかを分かってほしい。

まず自分を理解するときに、カレン・ホルナイやフリーダ・フロム・ライヒマンらの精神分析論的立場が必要である。

自分がどんなにストレスに弱い人になっていたとしても、そうなったのにはそうなる理由がある。

もし自分がストレスに弱い人であるなら、自分がつらく厳しい環境のなかで、神経症的傾向の強い人になってしまったということを、まず理解する。

そのなかで自分がよく耐えて今日まで生きてきたということで、自分を肯定する。

その後で高いＳＯＣ、ハーディー・パーソナリティー、レジリエンスの立場、あるいは個人心理学のアドラーや、実存分析のフランクルの立場に移り、自分を励ます。

そうでないと「自分は環境の犠牲者である」ということになりかねない。

つまりいきなり高いＳＯＣだの、ハーディー・パーソナリティーだのということは、きつすぎる。それでは立ち直るエネルギーが湧いてこない。

まず現在の自分を理解して、自分が癒されて、そこで自分のなかに高いＳＯＣやハーディー・パーソナリティーが生まれてくる。そこで自分が自分を励ます態度に移る。

本文中にも触れたが、長年米野球界に携わってきたカール・キュールをはじめとする著者らが書いた野球の本がある。[註90]

野球選手にとって精神的たくましさがなぜ重要なのか、精神的たくましさとはどんなものなのか、そしてそれはどうすれば身につくのかを、くわしく解説した本である。

「メジャーリーガーにとって一番重要な資質は何か。それは抜きん出た打撃、投球、守備能力といった身体能力ではなく、精神的たくましさである」と述べている。

そしてその精神的たくましさは学習できるという。この本を読んで、いかにストレスに強い人になれるかを学んでほしい。

本書は、長年にわたって私の本を出版してきてくれた南暁氏と、編集部の三輪謙郎氏と、この二人の編集者に加えて種岡健氏にお世話になった。

加藤諦三

[註釈]

1 Fiorentino and Pomazal, SOC and the Stress-Illness Relationship Among Employees, Stress, Coping, and Health in Families. Editors, Hamilton I, McCubbin′ Elizabeth A. Thompson, Anne L. Thompson, Julie E. Fromer, Sage Publishers, Inc., 1994, p.91

2 ibid., p.91

3 ibid., p.92

4 ibid., p.92

5 Henry Dreher′ The Immune Power Personality: 7 Traits You Can Develop to Stay Healthy, Dutton, 1995, p.130

6 Stress, Coping, and Health in Families. Editors, Hamilton I. McCubbin, Elizabeth A. Thompson, Anne L. Thompson, Julie E. Fromer, Sage Publishers, Inc. 1994

7 Antonovsky, The Structure and Properties of the sense of coherence Scale

8 ibid., p.22

9 Fiorentino and Pomazal, soc and the Stress-Illness Relationship Among Employees, Stress, Coping, and Health in Families. Editors, Hamilton I. McCubbin, Elizabeth A. Thompson, Anne I. Thompson, Julie E. Fromer, Sage Publications, Inc., 1994, p.93

10 John Schaubroeck, Daniel C. Ganster, Associations among Stress-related Individual Differences, Personality and Stress: Individual Differences in the Stress Process, Edited by Cary L. Cooper, Roy Payne, John Wiley & Sons,1991, p.37

11 Antonovsky, The Structure and Properties of the Sense of Coherence Scale, Stress, Coping, and Health in Families. Editors, Hamilton I. McCubbin, Elizabeth A. Thompson′ Anne L. Thompson,

Julie E. Fromer, Sage Publishers, Inc., 1994

12 John Bowlby, Separation, Volume2, Basicbooks, A Subsidiary of Perseus Books, L.L.C., 1973, p.278, 母子関係の理論2 分離不安、黒田実郎、岡田洋子、吉田恒子訳、岩崎学術出版社、222頁

13 前掲書、222頁

14 前掲書、222頁

15 前掲書、222頁

16 前掲書、230頁

17 前掲書、230頁

18 Alfred Adler, social Interest: A Challenge to Mankind, translated by John Linton and Richard Vaughan, Faber and Faber Ltd., p.115

19 ibid., p.115

20 ibid., p.26

21 Gina O' Connell Higgins, Resilient Adults:Overcoming a Cruel Past, Jossey-Bass Publishers, S, 1994, p.20

22 内沼幸雄、対人恐怖の人間学、弘文堂、昭和52年6月、131頁

23 Gina O' Connell Higgins, Resilient Adults-Overcoming a Cruel Past, Jossey-Bass Publishers San Francisco, 1994

24 Karl Kuehl, Mental Toughness: A Champion's State of Mind, Ivan R. Dee, 2005

25 Allport, The Psychology of Rumor, 南博訳、デマの心理学、岩波書店、1952年、21頁

26 前掲書、22頁

27 前掲書、47頁

28 前掲書、22頁

29 Henry Dreher, The Immune Power Personality: 7 Traits You Can Develop to Stay Healthy, Dutton, 1995, p.50

30 ibid., p.50

31 ibid., p.51
32 ibid., p.52
33 ibid., p.52
34 ibid., p.53
35 ibid., p.64
36 ibid., p.71
37 ibid., p.72
38 ibid., p.72
39 ibid., p.72
40 ibid., p.73
41 ibid., p.73
42 Kurt Lewin, Resolving Social Conflicts, 末永俊郎訳、社会的葛藤の解決、創元社、昭和29年、１４１頁
43 Rudolf Dreikurs, M.D., Children; The Challenge, Hawthorn Books, Inc., p.36
44 Beran Wolfe, How to Be Happy Though Human, Farrar & Rinehart Incorporated, 1931, 周郷博訳、どうしたら幸福になれるか、上巻、岩波書店、1960年。56頁
45 Manes Sperber, Translation by Krishna Winston, Masks of Loneliness, Macmillan Publishing Co., Inc. New York, 1974, p.179
46 Hubertus Tellenbach, MELANCHOLIE, Spriger-Verlag, 1961、木村敏訳、メランコリー、みすず書房、1978年、１４３頁
47 前掲書、１４３頁
48 Abraham H. Maslow, Toward a Psychology of Being, 1968, 上田吉一訳、完全なる人間、誠信書房、昭和39年、57頁
49 前掲書、57頁
50 前掲書、58頁
51 前掲書、58頁

52 David Seabury, The Art of Selfishness, Simon and Schuster, Inc., 1937, 加藤諦三訳、問題は解決できる、三笠書房、1984年3月20日、36頁
53 宮本忠雄訳、時代精神の病理学、フランクル著作集3、みすず書房、1961年5月15日、55頁
54 前掲書、55頁
55 宮本忠雄・小田晋訳、精神医学的人間像、フランクル著作集6、みすず書房、1961年11月15日、59頁
56 吉川英治、宮本武蔵 四の巻「月一つ」、講談社
57 Lawrence A. Pervin, Personality, John Wiley & Sons Inc., 1970, p.52
58 宮本忠雄訳、時代精神の病理学、フランクル著作集3、みすず書房、昭和36年5月15日、72頁
59 EQ, Daniel Goleman, Emotional Intelligence, Bantam Books, 1995, p.204
60 Martin Seligman, Helplessness, W.H. Freeman and Company, 1975, 平井久、木村駿監訳、うつ病の行動学、誠信書房、1985年、21頁
61 Karen Horney, Neurosis and Human Growth, W. W. Norton & Company, 1950, p.195
62 Beran Wolfe, How to Be Happy Though Human, Farrar & Rinehart Incorporated, 1931、周郷博訳、どうしたら幸福になれるか、下巻、岩波書店、1961年2月20日、１３７頁
63 Frieda Fromm-Reichmann, Psychoanalysis and Psychotherapy, 1959. 早坂泰次郎訳、人間関係の病理学、誠信書房、１９６３年、３０９頁
64 Hertha Orgler, Alfred Adler, Sidgwick and Jackson, 1963, p.107
65 ibid., p.111
66 ibid., p.113
67 ibid., p.157
68 Alex J. Zautra, Emotions, Stress, and Health, Oxford University Press, 2003, p.129
69 Beran Wolfe, How to Be Happy Though Human, Farrar & Rinehart Incorporated, 1931、周郷博訳、どうしたら幸福になれるか、上巻、岩波書店、１９６０年、58頁
70 David Seabury, How to Worry Successfully, Blue Ribbon Books: New York, 1936、加藤諦三訳、問題は解決できる、１９８４年3月20日、三笠書房、93頁

71 前掲書、36頁
72 Christopher Peterson, Ph.D., and Lisa M. Bossio, Healthy Attitudes: Optimism, Hope, and Control, Mind Body Medicine, edited by Daniel Goleman, Ph.D., and Joel Gurin, Consumers Union, 1993
73 Karl Kuehl, Mental Toughness: A Champion's State of Mind, Ivan R. Dee, 2005
74 ibid., p.137
75 ibid., p.141
76 ibid., p.139
77 The Emotional Revolution, Citadel, Kensington Publishing Corp., 2002
78 Ellen J. Langer, Mindfulness, Adison-Wesley Publishing Company, Inc. 1989, 加藤諦三訳、心の「とらわれ」にサヨナラする心理学、PHP研究所、２００９年10月2日、63頁
79 Salvatore R. Maddi, Hardiness: Turning Stressful Circumstances into Resilient Growth, Springer, p.60
80 ibid., p.60
81 註、ibid., p.8
82 註、ibid., p.8
83 註、ibid., p.8
84 Herbert Benson, Eileen M. Stuart, The Wellness Book, Birch Lane Press Book, Published by Carol Publishing Group,1992, p.222
85 Salvatore R. Maddi, Hardiness: Turning Stressful Circumstances into Resilient Growth, Springer, p.61
86 ibid., p.62
87 ibid., p.8
88 ibid., p.9
89 ibid., p.9
90 Karl Kuehl, Mental Toughness: A Champion's State of Mind, Ivan R. Dee, 2005

加藤諦三［かとう・たいぞう］
1938年、東京に生まれる。東京大学教養学部教養学科を卒業、同大学院社会学研究科修士課程を修了。早稲田大学名誉教授、ハーバード大学ライシャワー研究所客員研究員、日本精神衛生学会顧問。ラジオ（ニッポン放送系列）のテレフォン人生相談のパーソナリティを40年以上つとめている。平成28年秋の叙勲で瑞宝中綬章を受章。
著書には『逆境に弱い人、逆境に強い人』『対象喪失の乗りこえ方』『自信と劣等感の心理学』『モラル・ハラスメントの心理』『劣等感がなくなる方法』（以上、大和書房）、『「やさしさ」と「冷たさ」の心理（愛蔵版）』（PHP研究所）、『なぜ、あの人は自分のことしか考えられないのか』（三笠書房）、『「自分の働き方」に気づく心理学』（青春出版社）など多数ある。
［ホームページ］
http://www.katotaizo.com/

心《こころ》と体《からだ》をすり減《へ》らさないための
ストレス・マネジメント
2016年12月31日　初版第1刷発行

著者　加藤諦三《かとうたいぞう》
発行者　佐藤靖
発行所　大和《だいわ》書房
東京都文京区関口1-33-4　〒112-0014
電話　03（3203）4511
装丁　上田宏志［ゼブラ］
装画　アンドーヒロミ
本文印刷　シナノ
カバー印刷　歩プロセス
製本所　小泉製本

ISBN978-4-479-64042-4
乱丁・落丁本はお取替えいたします
http://www.daiwashobo.co.jp